Sitzungsberichte der Heidelberger Akademie der Wissenschaften
Mathematisch-naturwissenschaftliche Klasse

Die Jahrgänge bis 1921 einschließlich erschienen im Verlag von Carl Winter, Universitätsbuchhandlung in Heidelberg, die Jahrgänge 1922—1933 im Verlag Walter de Gruyter & Co. in Berlin, die Jahrgänge 1934—1944 bei der Weiß'schen Universitätsbuchhandlung in Heidelberg. 1945, 1946 und 1947 sind keine Sitzungsberichte erschienen.

Jahrgang 1937.

1. J. L. WILSER. Beziehungen des Flußverlaufes und der Gefällskurve des Neckars zur Schichtenlagerung am Südrand des Odenwaldes. DMark 1.10.
2. E. SALKOWSKI. Die PETERSONschen Flächen mit konischen Krümmungslinien. DMark 0.75.
3. Studien im Gneisgebirge des Schwarzwaldes. V. O. H. ERDMANNSDÖRFFER. Die „Kalksilikatfelse" von SCHOLLACH. DMark 0.65.
4. Studien im Gneisgebirge des Schwarzwaldes. VI. R. WAGER. Über Migmatite aus dem südlichen Schwarzwald. DMark 2.—.
5. Studien im Gneisgebirge des Schwarzwaldes. VII. O. H. ERDMANNSDÖRFFER. Die „Kalksilikatfelse" von URACH. DMark 0.60.
6. M. MÜLLER. Die Annäherung des Integrales zusammengesetzter Funktionen mittels verallgemeinerter RIEMANNscher Summen und Anwendungen. DMark 3.30.

Jahrgang 1938.

1. K. FREUDENBERG und O. WESTPHAL. Über die gruppenspezifische Substanz A (Untersuchungen über die Blutgruppe A des Menschen). DMark 1.20.
2. Studien im Gneisgebirge des Schwarzwaldes. VIII. O. H. ERDMANNSDÖRFFER. Gneise im Linachtal. DMark 1.—.
3. J. D. ACHELIS. Die Ernährungsphysiologie des 17. Jahrhunderts. DMark 0.60.
4. Studien im Gneisgebirge des Schwarzwaldes. IX. R. WAGER. Über die Kinzigitgneise von Schenkenzell und die Syenite vom Typ Erzenbach. DMark 2.50.
5. Studien im Gneisgebirge des Schwarzwaldes. X. R. WAGER. Zur Kenntnis der Schapbachgneise, Primärtrümer und Granulite. DMark 1.75.
6. E. HOEN und K. APPEL. Der Einfluß der Überventilation auf die willkürliche Apnoe. DMark 0.80.
7. Beiträge zur Geologie und Paläontologie des Tertiärs und des Diluviums in der Umgebung von Heidelberg. Heft 3: F. HELLER. Die Bärenzähne aus den Ablagerungen der ehemaligen Neckarschlinge bei Eberbach im Odenwald. DMark 2.25.
8. K. GOERTTLER. Die Differenzierungsbreite tierischer Gewebe im Lichte neuer experimenteller Untersuchungen. DMark 1.40.
9. J. D. ACHELIS. Über die Syphilisschriften Theophrasts von Hohenheim. I. Die Pathologie der Syphilis. Mit einem Anhang: Zur Frage der Echtheit des dritten Buches der Großen Wundarznei. DMark 1.—.
10. E. MARX. Die Entwicklung der Reflexlehre seit Albrecht von Haller bis in die zweite Hälfte des 19. Jahrhunderts. Mit einem Geleitwort von Viktor v. Weizsäcker. DMark 3.20.

Jahrgang 1939.

1. A. SEYBOLD und K. EGLE. Untersuchungen über Chlorophylle. DMark 1.10.
2. E. RODENWALDT. Frühzeitige Erkennung und Bekämpfung der Heeresseuchen. DMark 0.70.
3. K. GOERTTLER. Der Bau der Muscularis mucosae des Magens. DMark 0.60.
4. 1. HAUSSER. Ultrakurzwellen. Physik, Technik und Anwendungsgebiete. DMark 1.70.

Sitzungsberichte
der Heidelberger Akademie der Wissenschaften
Mathematisch-naturwissenschaftliche Klasse
===== Jahrgang 1949, 4. Abhandlung =====

Grenzen der Herzauskultation

Von

Klaus Holldack

Mit 21 Textabbildungen

Vorgelegt in der Sitzung vom 3. Juli 1948
von C. Oehme

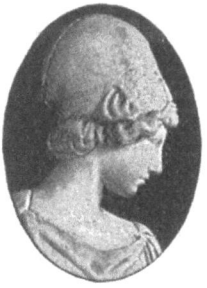

Heidelberg 1949
Springer-Verlag

ISBN-13: 978-3-540-01420-1   e-ISBN-13: 978-3-642-99822-5
DOI: 10.1007/978-3-642-99822-5

Alle Rechte, insbesondere das der Übersetzung in fremde Sprachen,
vorbehalten.

Copyright 1949 by Springer-Verlag OHG. in Berlin, Göttingen and
Heidelberg.

Grenzen der Herzauskultation.

Von

Klaus Holldack.

Mit 21 Textabbildungen.

Einleitung.

Die Auskultation des Herzens wurde bisher im wesentlichen rein empirisch betrieben, ohne daß man sich der Grenzen der Leistungsfähigkeit unseres Ohres dabei bewußt war. FR. V. MÜLLER und seine Schule u. a. haben die Perkussion aus der reinen Empirie herausgehoben und sie auf ein physikalisch-physiologisches Fundament gestellt. Bei der Auskultation ist dieses physiologische Fundament noch nicht vorhanden, besonders fehlt der sinnesphysiologische Teil desselben.

Die Problematik der Auskultation besteht aus 3 Fragen, die besonders betrachtet werden müssen.

1. Was für akustische Phänomene entstehen bei der Herzrevolution und woher rühren die entsprechenden Schwingungen?

2. Wie werden sie unserem Ohr übertragen?

3. Wie werden sie von unserem akustischen Sinnesorgan perzipiert?

Man hat sich fast ausschließlich mit den ersten beiden Fragen beschäftigt. Die Entstehung der Herztöne und die Erklärung der Geräusche bei den Klappenfehlern sind von den verschiedensten Gesichtspunkten diskutiert worden, und für die Praxis haben sich hieraus die fruchtbarsten Erkenntnisse ergeben. Auch mit der Frage der Übertragung der Schallerscheinungen vom Herzen bzw. der Brustwand zum Ohr des Auskultierenden haben sich viele Autoren beschäftigt, und es gibt eine Fülle von Systemen von Stethoskopen und Untersuchungen darüber, wie solche am günstigsten zu konstruieren sind. In letzter Zeit wurde von HARTERT in sorgfältiger Anwendung der physikalischen Kenntnisse, die über dieses Teilgebiet der Akustik vorliegen, die Bedingungen für ein möglichst günstiges Schallübertragungs- oder besser Auskultationsinstrument entwickelt.

Über die dritte Frage, d. h. über die Anwendung der Kenntnisse der Physiologie des Gehörs auf die Auskultation finden sich aber nur sehr geringe, bruchstückartige Angaben. Doch ergibt auch die Überprüfung dieses Fragenkomplexes physiologisch wichtige Aufschlüsse, die auch für den Kliniker nicht ohne Bedeutung bleiben werden, da die Kenntnis der Leistungsfähigkeit unseres Gehörorganes uns zeigt, wo wir durch Anwendung technischer Hilfsmittel unsere Untersuchungsmethoden verbessern können.

Bei der Auskultation werden 3 Fähigkeiten unseres Gehörorganes vor allen Dingen benutzt.

1. Die Fähigkeit Schallerscheinungen zeitlich zu trennen und einzuordnen;

2. die Fähigkeit Intensitäten des Schalls miteinander zu vergleichen, und

3. augenscheinlich am wenigsten von Bedeutung, die Fähigkeit Intervalle, physikalisch gesprochen Tonfrequenzen zu unterscheiden.

Die wichtigste dieser Fähigkeiten, nämlich die zuerst angeführte, soll zunächst behandelt werden.

1. Die Fähigkeit unseres Gehörsinns Schallerscheinungen zeitlich zu ordnen.

Wir benutzen die Fähigkeit Schallerscheinungen zeitlich zu ordnen dazu, z. B. systolische und diastolische Geräusche zu unterscheiden. Es ergibt sich daraus also die Fragestellung, wie kurz dürfen zwei ihrem Klangcharakter, ihrer Intensität und ihrer Frequenz nach verschiedene Geräusche aufeinander folgen, damit ihre Reihenfolge noch richtig erkannt werden kann. Natürlich haben wir bei der Auskultation immer nicht nur eine akustische Erscheinung, sondern meistens zwei, drei, selbst noch mehr der Reihenfolge nach zu ordnen. Zunächst interessiert uns aber die einfachste Frage, nämlich die der Trennung und zeitlich richtigen Einordnung von zwei verschiedenen Tönen oder Geräuschen, d. h. akustischen Schwingungen von reiner Sinusform oder ungleichmäßiger Art.

Während über alle möglichen Erscheinungen und Leistungen des Gehörsinns die Physiologie sehr exakte und sorgfältige Untersuchungen angestellt hat, ist dieser Frage, die für die Auskultation von so großer Bedeutung ist, am wenigsten Beachtung geschenkt worden. H. HELMHOLTZ gibt hierüber nur an, daß 2 Töne als getrennt empfunden werden, wenn sie 0,1 sec auseinander liegen. Im

Grenzen der Herzauskultation.

Handbuch der Physiologie von BETHE, BERGMANN, EMBDEN findet sich über dieses Thema gar nichts. Sonst liegen noch Arbeiten von KUCHARSKI vor, die aber auch für unsere Fragestellung wenig weiter helfen.

Es blieb also nichts übrig als eigene Versuche anzustellen, die nicht nur für unsere spezielle Fragestellung, sondern auch für die Sinnesphysiologie des Ohres Interesse haben. Natürlich waren die Versuche, die wir anstellten, in ihrer Anordnung dem besonderen Zweck angepaßt.

Ein sinusreiner Wechselstrom beliebiger Frequenz und Amplitude aus einem Schwebungssummer und ein ungleichmäßiger Wechselstrom erzeugten in einem Kopfhörer einen Ton von etwa 200 Hz und ein kratzendes, brummendes Geräusch tiefer Grundfrequenz. Über einen elektrisch angetriebenen Rotationsschalter mit Schleifkontakten konnten wahlweise in gewünschter Reihenfolge und Dauer die verschiedenen Schallphänomene auf den Kopfhörer geschaltet werden. Außerdem ließ sich durch Veränderung der Tourenzahl des den Rotationsschalter antreibenden Motors die Wiederholung der Schalleindrücke beliebig schnell einstellen. Ein photographisches Kymographion aus einem EKG-Apparat erlaubte die Registrierung der gegebenen akustischen Reize und ließ bei jedem einzelnen Versuch kontrollieren, ob der eingestellte Wert auch wirklich am Kopfhörer eintraf. Die gewöhnliche Zeitschreibung des Elektrokardiographen hat Strichmarken im Abstand von 0,02 sec, so daß Werte bis 0,01 sec noch gut geschätzt werden können. Die Einteilung der die Schleifkontakte tragenden Scheiben ließ aber darüber hinaus bei der bekannten Tourenzahl eine noch genauere Zeitberechnung zu.

Im Auskultationsunterricht wird gelehrt, daß zur Bestimmung der Phase der Herzrevolution die gleichzeitige Palpation des Spitzenstoßes oder der Arteria carotis herangezogen werden soll. Hierdurch soll auch bei Tachykardien die Unterscheidung des ersten und zweiten Tones erleichtert werden. Deshalb wurden vergleichende Untersuchungen auch mit einem akustischen und einem taktilen Reiz angestellt. Es wurde also im Kopfhörer ein Ton gegeben und davor oder danach dem palpierenden Finger, der auf der Tauchspule eines elektrodynamischen Lautsprechers ruhte, eine kurze mechanische Erschütterung ähnlich einer Pulswelle mitgeteilt. Aus den beigefügten Tabellen lassen sich die so bestimmten Zeiten erkennen. Die Versuche wurden an 10 Ärzten angestellt. 7 von ihnen hatten eine längere Erfahrung im Auskultieren, die sich bei einigen auf länger als 10 Jahre erstreckt. 3 der Versuchspersonen übten die Auskultation seit ungefähr einem $^3/_4$ Jahr aus. Mit jeder Versuchsperson beschäftigten wir uns mindestens 8 Stunden an mindestens 4 verschiedenen Tagen. Zu lange Untersuchungen ohne Unterbrechung mußten wegen Ermüdung und Nachlassen der Aufmerksamkeit vermieden werden. Andererseits dauerte es bei jeder Versuchsperson längere Zeit, bis sie sich in die Fragestellung und die Aufgabe hereingefunden hatte. Im ganzen hatte jede Versuchsperson etwa 200 Aufgaben zu erfüllen. Alle Versuchspersonen wurden in der Hals-Nasen-Ohrenklinik einer Hörprüfung und einer otologischen Untersuchung unterzogen. Bei keiner fanden sich nennenswerte Abweichungen von der Norm.

Aus den Tabellen läßt sich erkennen, daß zum Teil sehr kurze Zeitunterschiede mit dem Gehör unterschieden werden können;

am erstaunlichsten ist aber die starke individuelle Verschiedenheit des Unterscheidungsvermögens sowohl für zwei verschiedene akustische Reize als auch für einen akustischen und einen taktilen Reiz. Im Durchschnitt können zwei verschiedene akustische Reize, deren einer, wie gesagt, aus einem sinusreinen Ton von etwa 200 Hz, der andere aus einem kratzenden, brummenden Geräusch bestand und die beide für etwa 0,1 sec mit einer Wiederholungsfrequenz

Tabelle 1.

Nr. der Versuchsperson	Zahl der Wiederholungen je Minute (Herzfrequenz)						
	60	80	100	120	140	160	200
1	0,08	< 0,01	< 0,01	< 0,01	< 0,01	0,04	—
2	0,09	0,13	0,14	—	—	—	—
3	0,02	0,08	0,01	0,01	0,08	0,07	—
4	< 0,01	< 0,01	0,14	—	—	—	—
5	0,18	< 0,01	< 0,01	< 0,01	< 0,01	< 0,01	< 0,01
6	< 0,01	0,09	< 0,01	0,04	< 0,01	0,05	0,05
7	0,02	0,01	0,01	—	—	—	—
8	0,11	0,09	—	—	—	—	—
9	0,09	0,01	0,06	—	—	—	—
10	< 0,01	0,03	0,14	—	—	—	—

Die Tabelle gibt die Zeitunterschiede an, die zwischen einem Ton von etwa 200 Hz und einem brummenden, schabenden Geräusch mindestens bestehen muß, damit die Reihenfolge beider noch bestimmt werden kann. Lautstärke und Klangcharakter sind möglichst den Herztönen und Geräuschen angepaßt. Zeitangaben in Sekunden. — bedeutet Versuchsperson konnte keine Angaben mehr machen.

von 60 in der Minute gegeben wurden, durchschnittlich 0,06 sec unterschieden werden. Bei 100 Wiederholungen läßt sich schon kein Durchschnitt mehr angeben, da eine Versuchsperson hier keine Entscheidung mehr fällen konnte, bei 120 Wiederholungen fielen 6 Versuchspersonen aus, bei 140 Wiederholungen waren es schon 7, und nur 2 Versuchspersonen konnten noch bei 200 Wiederholungen bei einer Zeitdifferenz von 0,01 bzw. 0,05 sagen, ob zuerst der Brummton oder der sinusförmige Ton gegeben wurde.

Bei Darreichung eines akustischen und eines taktilen Reizes betrug der Durchschnitt aller 10 Versuchspersonen bei 60 Wiederholungen 0,08; hier fiel schon bei 80 Wiederholungen 1 Versuchsperson aus, bei 100 Wiederholungen je Minute waren es schon 7 Versuchspersonen, bei 120 Wiederholungen 8 Versuchspersonen. Die beste Versuchsperson konnte bei 160 Wiederholungen noch bei 0,01 sec zwischen akustischem und taktilem Reiz unterscheiden, welcher von beiden zuerst gegeben wurde. Im Durchschnitt können also mit dem Gehör allein sehr viel kleinere zeitliche Differenzen zwischen 2 Reizen ordnend erkannt werden.

Tabelle 2.

Nr. der Versuchsperson	Zahl der Wiederholungen (Herzfrequenz)					
	60	80	100	120	140	160
1	0,02	0,08	—	—	—	—
2	0,05	0,08	—	—	—	—
3	0,02	0,01	0,06	0,06	0,06	0,06
4	0,18	—	—	—	—	—
5	0,05	< 0,01	< 0,01	< 0,01	< 0,01	< 0,01
6	0,05	0,06	0,06	—	—	—
7	0,17	0,13	—	—	—	—
8	0,05	0,07	—	—	—	—
9	0,11	0,08	—	—	—	—
10	0,11	0,16	—	—	—	—

Die Tabelle zeigt die Zeitunterschiede an, die mindestens zwischen einem Ton und einem taktilen Reiz bestehen müssen, damit die Reihenfolge noch richtig erkannt werden kann.

Tabelle 3.

Nr. der Versuchsperson	Zahl der Wiederholungen je Minute (Herzfrequenz)				
	60	80	100	120	160
1	0,02	0,02	0,08	0,13	—
2	0,11	0,11	0,14	0,18	—
3	< 0,01	0,04	0,01	0,08	0,10
4	0,18	0,08	—	—	—
5	< 0,01	< 0,01	< 0,01	< 0,01	0,03
6	0,02	0,08	0,11	—	—
7	0,11	0,13	—	—	—
8	0,02	0,08	—	—	—
9	0,11	0,08	—	—	—
10	0,20	0,18	—	—	—

Die Tabelle zeigt die Zeitunterschiede, die zwischen einem Ton von etwa 200 Hz und 0,1 sec Dauer und einem taktilen Reiz mindestens bestehen müssen, damit die Reihenfolge richtig erkannt werden kann. Im Abstand von etwa 0,3 sec folgt dem ersten Ton ein zweiter von gleicher Frequenz, aber nur 0,05 sec Dauer. Der akustische Eindruck entspricht ungefähr reinen Herztönen.

Eine Versuchsperson schnitt aber doch bei der zweiten Versuchsreihe günstiger ab. Es war dies die Versuchsperson Nr. 8. Um allmählich die Versuchsbedingungen den tatsächlichen Verhältnissen bei der Auskultation anzugleichen, wurden nun in einer weiteren Serie 2 akustische Reize, die dem ersten und zweiten Herzton ähnlich waren, dargeboten. Vor oder nach dem ersten akustischen Reiz wurde der taktile Reiz in wechselndem Abstand gegeben. Im allgemeinen verbesserten sich die Leistungen der Versuchspersonen bei dieser Art der Anordnung, wie aus der beigefügten Tabelle 3 entnommen werden kann, obgleich alle angaben, die Reihenfolge der Reize sei schwerer zu bestimmen.

Tabelle 4.

Nr. der Versuchsperson	Zahl der Wiederholungen je Minute (Herzfrequenz)			
	60	80	100	120
1	0,09	0,07	0,05	—
2	0,09	0,15	—	—
3	0,09	0,07 1mal verbessert	0,05 1mal verbessert	0,06 2mal verbessert 1mal verschlecht.
4	0,09 1mal verbessert	0,15 1mal verbessert	0,08	
5	0,09	0,15	0,08	0,06
6	0,07	0,07	0,05	0,06
7	0,02 1mal verbessert	0,06	0,16	—
8	0,16	0,15	—	—
9	0,16	0,14	—	—
10	0,09	0,15	0,08	—

Die Tabelle gibt die Zeitunterschiede an, die zwischen dem Beginn eines Tones von etwa 200 Hz und 0,1 sec Dauer und einem brummenden, schabenden Geräusch gleicher Dauer bestehen muß, damit die richtige Reihenfolge erkannt wird. Außerdem war im richtigen Systolenabstand ein zweiter Ton gleicher Frequenz von 0,05 sec Dauer zu hören. Der akustische Eindruck ähnelte dem der Herztöne mit einem Geräusch zu wechselnden Zeiten der Herzrevolution. Die Versuchspersonen gaben z. B. an: mesosystolisches Geräusch, Geräusch kurz vor dem zweiten Ton, Geräusch kurz nach dem zweiten Ton usw. Nachdem sie den Zeitpunkt, zu dem das Geräusch auftritt, schriftlich vermerkt hatten, wurde ihnen gleichzeitig mit dem ersten Ton ein taktiler Reiz geboten und sie konnten nun ihre Aufgaben berichtigen. Die Bemerkung verschlechtert bzw. verbessert hat also Bezug auf diese Überprüfung der Ergebnisse durch die „Palpation des zentralen Pulses".

Den Abschluß der Untersuchungen bei jeder Versuchsperson bildete eine Serie, in der diese, entsprechend den klinischen Gegebenheiten, die zeitliche Lage eines zusätzlichen Geräusches bestimmen sollte. Hatte die Versuchsperson die Lage des Geräusches zu den beiden „Tönen" getroffen und schriftlich niedergelegt, so wurde ihr ein taktiler Reiz vermittelt, der zur selben Zeit wie der erste Ton auftrat. Nun konnte die Versuchsperson ihre vorher gemachten Angaben korrigieren. Es zeigte sich, daß nur 2 Versuchspersonen angaben, durch den taktilen Reiz würde die Unterscheidung erleichtert. Eine Versuchsperson berichtete nach dem taktilen Reiz zwei von allen ihr gestellten Aufgaben, die zweite Versuchsperson verbesserte vier und verschlechterte eine Aufgabe. Eine dritte Versuchsperson verschlechterte das Resultat einer Aufgabe. Die Zahl der Gesamtaufgaben betrug im Durchschnitt etwa 60, so daß man von einem wirklichen Nutzen der vergleichenden Palpation mit der Auskultation wohl nicht sprechen kann. Interessant ist ferner die Tatsache, daß eine einigermaßen richtige Bestimmung der zeitlichen Lage eines Herzgeräusches für 3 Versuchspersonen nur bis zu einer Wiederholungs-, vergleichsweise Pulsfrequenz von 80 möglich war; 4 Versuchspersonen versagten bei einer Wiederholungsfrequenz von 100, und bei 120 konnten nur noch 3 Versuchspersonen Angaben machen. Alle fühlten sich jedoch schon sehr unsicher, selbst dann, wenn die von ihnen gemachten Angaben richtig waren. Bei 140 versagten alle Versuchspersonen.

LEWIS gibt in seinem bekannten Buch über die Herzkrankheiten an, daß durch die Auskultation Zeitunterschiede bis zu 0,1 sec noch erkannt werden können, ohne zu sagen, wie er auf diesen Wert kommt. Unsere Zahlen lassen erkennen, daß dieser Wert für einen großen Teil der Versuchspersonen noch zu günstig ist, einige besonders begabte Versuchspersonen können aber noch Werte. die bis 0,05, also die Hälfte, richtig unterscheiden. Es ist interessant, daß von den Versuchspersonen, die bei diesen Untersuchungen verhältnismäßig schlecht abgeschnitten haben, einige recht gut auskultieren können und als sichere Diagnostiker von Herzfehlern dem Verfasser bekannt sind.

Man kann aus diesen Versuchen den Schluß ziehen, daß die Diagnostik der Herzklappenfehler, besonders von jenen, die über eine große Erfahrung verfügen, mit großer Sicherheit ohne eine genaue zeitliche Lokalisation der Geräusche möglich ist. Abgesehen von dem klinischen Bild, der Anamnese, der Pulsbeschaffenheit, der Lage und Art des Herzspitzenstoßes, dem Vorhandensein oder Fehlen eines Katzenschnurrens, wird auch bei der Auskultation natürlich die Diagnose erleichtert durch die Feststellung der Betontheit oder Abgeschwächtheit der Töne und nicht, wie der Untersucher vielfach selbst in gutem Glauben angibt, aus der Lage des Herzgeräusches.

Um zu vergleichen, ob die Fähigkeit verschiedene akustische Reize zeitlich einzuordnen und zu unterscheiden, mit dem, was man gemeinhin Musikalität nennt, zusammenhängt, wurden die Versuchspersonen von Herrn

FORTNER, Dozent am Kirchenmusikalischen Institut Heidelberg, nach einer von ihm zu diesem Zweck besonders entwickelten Methode geprüft. Dieser musikalische Test wird von ihm in folgender Weise geschildert:
In der ersten Gruppe wurde:

I. 1. Das Erkennen eines lang-kurz, kurz-lang Verhältnisses geprüft. 2. Die unterschiedliche Geräuschhöhe des langen oder kurzen Tones. 3. Drei verschiedene Geräuschhöhen zueinander. 4. Die Kombination qualitativ unterschiedlicher Geräusche zueinander, der einen auf- oder niedertaktischen kurz-lang oder lang-kurz Paukenrhythmus kombiniert mit einem Trommelwirbel verschiedener Tonhöhe als annähernd musikalisches Abbild des Gehöreindruckes bei der Auskultation.

II. 1. Erkennen des Höher- oder Tieferseins größerer oder kleinerer Intervalle. 2. Unterscheidungsvermögen kleiner Abweichungen unterschiedener Intervalle. 3. Nachsingen der betreffenden Intervalle.

III. Wiedererkennen einfacher und komplizierter Rhythmen.

IV. Nachsingen einer Melodie und Erkennen ihres Rhythmus.

V. 1. Erkennen zweistimmiger Intervalle beim gleichzeitigen Erklingen. 2. Ergänzen zweistimmiger Quintintervalle durch die großen oder kleinen Terz zum Dur- und Moll-Dreiklang.

Die einzelnen Aufgaben sind bei dem Test so angeordnet, daß in den folgenden Abteilungen die Aufgaben zunehmend schwerer werden.

Am besten schnitt bei dieser Untersuchung die Versuchsperson 5 ab, die alle Aufgaben vollständig erfüllte und als ausnahmsweise musikalisch bezeichnet werden muß. Bis zur dritten Gruppe des Testes gelangten die Versuchspersonen 8, 2 und 3. Die folgenden Versuchspersonen zeigten schon gelegentliche Unsicherheiten im Rhythmischen und im Erfassen der Geräuschhöhen unter I. Am besten schnitt von diesen die Versuchsperson 1 ab, dann folgen 6, 10 und 7.

Im großen und ganzen kann gesagt werden, daß die Personen, welche die Prüfung der Musikalität nach dem oben geschilderten Verfahren gut bestanden, auch gute Leistungen bei unserer Prüfungsmethode aufwiesen.

Bemerkenswert ist vielleicht die Differenz zwischen dem guten Ergebnis der Versuchsperson 4 beim musikalischen Test und dem Versagen bei der Prüfung unserer Methode. Es handelt sich um eine geistig wenig bewegliche Versuchsperson, die sich nur schwer in unsere Methode einarbeitete. Bei Versuchsperson 6 wird von Herrn FORTNER eine mangelnde Konzentrationsfähigkeit festgestellt, die bei unseren Versuchen vielleicht in einem verhältnismäßig schlechten Ausfall der primitiven Versuche zum Ausdruck kommt, während bei den schwierigen Aufgaben, bei denen das Interesse der Versuchsperson reger wurde, gerade sie weit über dem Durchschnitt lag.

Die Prüfung mit dem musikalischen Test ist in kurzer Zeit durchführbar, weswegen man daran denken könnte, sie, die sich leicht durch Schallplatten vornehmen läßt, zur Prüfung der auskultatorischen Fähigkeiten beim Auskultationsunterricht und bei Ärzten in Anwendung zu bringen. Es muß aber nochmals betont werden, daß auch unter den Versuchspersonen, die bei beiden Untersuchungsmethoden schlechte Ergebnisse erzielten, sich sichere Diagnostiker von Herzfehlern fanden. Allerdings waren es dann nur solche, die auf eine langjährige Erfahrung zurückblicken können. Es muß angenommen werden, daß sie aus anderen Symptomen zur Diagnose kommen, und daß sie es schwerer haben werden oder gehabt haben, sich in die Auskultation einzuarbeiten.

Zusammenfassend kann gesagt werden, daß es im allgemeinen möglich ist, Herzgeräusche, die etwas kürzer als ein Drittel der Systolendauer vor oder nach einem Ton auftreten, zeitlich richtig mit dem Ohr zu lokalisieren, und zwar gelingt dies dem großen Durchschnitt der Untersucher, wenn die Herzfrequenz bis zu 80 in der Minute beträgt. Darüber hinaus befinden wir uns aber in einem Grenzgebiet, in dem die Aussagen unsicher werden, woran auch durch die Tatsache nichts geändert wird, daß einige besonders begabte Versuchspersonen erheblich bessere, ja erstaunlich gute Leistungen auch bei ausgesprochenen Tachykardien vollbringen.

Durch die vielfach empfohlene Betastung des Karotispulses oder des Herzspitzenstoßes sind die Grenzen der Leistungsfähigkeit in keinem Fall entscheidend zu verbessern gewesen. Es ist ja auch nicht wahrscheinlich, daß bei Zuhilfenahme eines zweiten Sinnes kürzere Zeitunterschiede erkannt werden können. Der Wahrnehmungsvorgang wird dadurch komplizierter und damit ungenauer.

Aus dem oben Gesagten ergibt sich, daß die Unterscheidung besonders von präsystolischen Geräuschen, die kurz vor dem ersten Ton, und von kurzdauernden systolischen Geräuschen, die kurz nach dem ersten Ton auftreten, auch bei langsamer Herzaktion durch die Auskultation unmöglich werden kann.

Diese Erfahrung findet sich auch bestätigt durch eine Arbeit von WILLIAM EVANS, der bei zahlreichen Mitralstenosen ein präsystolisches von einem systolischen Geräusch durch die Auskultation nicht hatte unterscheiden können, bzw. bei der Herzschallkontrolle die Angaben, die bei der Auskultation gemacht worden waren, nicht bestätigt fand.

2. Die Entstehungsweise des Mitralöffnungstones.

Die Bestimmung noch kürzerer Zeiträume ist aber für die Diagnostik der Herzfehler von Bedeutung. Es ist das Verdienst A. WEBERs, auf die Notwendigkeit der Trennung zwischen der

Verdoppelung und Spaltung des zweiten Tones hingewiesen zu haben, da nur die Verdoppelung als ein häufiges Zeichen der Mitralstenose betrachtet werden kann, während die Spaltung andere Ursachen hat. Nach Angaben von HERKEL und ZUR, WEBER und LEPESCHKIN handelt es sich um einen gedoppelten zweiten Ton, wenn die Zeitdifferenz zwischen IIa und IIb über 0,035 sec beträgt. Sie kann bis zu 0,12 sec anwachsen. HERKEL und ZUR fanden als einziges Zeichen einer Mitralstenose die Verdoppelung des zweiten Tones in 30% der von ihnen untersuchten über 90 Fälle. B. OBERST hat in einer Dissertation 61 Mitralstenosen unserer Klinik, von denen Schallkurven vorhanden waren, zusammengestellt. Von diesen hatten 31 einen gedoppelten zweiten Ton, also über 50%. Ein Doppelton ohne diastolisches Geräusch wurde 7mal beobachtet. Über die Entstehungsursache des gedoppelten zweiten Tones gibt es viele Theorien. HERKEL, ZUR und WEBER glauben, das Geräusch entstehe, indem die Mitralklappe, da sie an der vollständigen Öffnung gehindert wird, durch das in den Ventrikel schießende Blut in Schwingungen versetzt wird. Die verhältnismäßig hohe Frequenz und große Amplitude des IIb-Tones werde durch die Verhärtung der Klappen, die ihre Schwingungsfähigkeit erhöht, erklärt. LEPESCHKIN gibt an, der IIb-Ton entstehe zur Zeit der Öffnung der Mitralklappe. WEBER macht das Zurückschnellen der verhärteten systolisch zusammengepreßten Mitralklappen im Beginn der Diastole für die Entstehung des IIb-Tones verantwortlich. Die hohe Frequenz erkläre sich aus der geringen Masse der Mitralklappe. Während man früher die Verdoppelung des zweiten Tones auf ungleichzeitigen Schluß der Aorten- und Pulmonalklappen bezog, forderten GUTMANN, SCHERFF u. a. seine Entstehung an der Mitralis[1]. Gegen die Theorie, daß es sich um einen ungleichzeitigen Schluß der Aorten- und Pulmonalklappen handele, spricht die Größe der Zeitdifferenz. Hierauf werden wir bei der Behandlung der Spaltung der zweiten Töne noch näher eingehen. Vor allem ist es aber unmöglich, weil der IIa-Ton wiederum gespalten sein kann, auch wenn ein gedoppelter Ton vorhanden ist. Aus der oben erwähnten Zusammenstellung von B. OBERST seien kurz folgende Einzelheiten wiedergegeben, die für die Erklärung des Zustandekommens des IIb-Tones von Bedeutung sind:

---

[1] Auch VOLHARD hat 1933 (Oehnhausener Fortbildungsvorträge) die Entstehung des Doppeltones durch das Hin- und Herpendeln der durch die Stenose in eine Membran umgewandelten Ventilebene erklärt.

Grenzen der Herzauskultation. 13

Tabelle 5. Beziehung des Alters der Mitralstenose zur Häufigkeit der Doppeltöne.

Von 4 Mitralstenosen, die 1— 2 Jahre bestehen, zeigten Doppelton 3
Von 5 Mitralstenosen, die 2— 5 Jahre bestehen, zeigten Doppelton 1
Von 14 Mitralstenosen, die 5—12 Jahre bestehen, zeigten Doppelton 7
Von 8 Mitralstenosen, die 12—20 Jahre bestehen, zeigten Doppelton 2
Von 18 Mitralstenosen, die 20 und mehr Jahre bestehen, zeigten Doppelton 12
$$\overline{25}$$

Bei 12 der 61 Mitralstenosen war das Alter der Stenose nicht festzustellen, davon hatten 7 Patienten Doppelton.

1. Ein Zusammenhang zwischen Kompensation und Dekompensation einerseits und Vorhandensein bzw. Fehlen des Doppeltones andererseits ließ sich nicht feststellen. Es hatten von 27 kompensierten Mitralstenosen 14 einen gedoppelten zweiten Ton, von 34 dekompensierten 18 einen Doppelton.

2. Zwischen der Dauer des Bestehens der Mitralstenose und der Häufigkeit eines Doppeltones sind keine Beziehungen nachweisbar, wohl aber konnte ein Zusammenhang zwischen der Länge der Zeitdifferenz IIa—IIb und der Dauer des Bestehens der Mitralstenose festgestellt werden. Die älteren Mitralstenosen haben, wie aus der Tabelle 6 zu ersehen ist, durchschnittlich eine etwas größere Zeitdifferenz als die erst kurz bestehenden. Diese Tatsache wird sich später als nicht ganz bedeutungslos herausstellen.

Tabelle 6.

Zeitabstand IIa—IIb bei den 3 erst 1—2 Jahre bestehenden 2mal 0,07 sec
  Mitralstenosen mit Doppelton 1mal 0,08 sec
Bei der einen Mitralstenose mit Doppelton, die 2—5 Jahre
  besteht 0,07 sec
Bei den 7 Mitralstenosen mit Doppelton, die 5—12 Jahre 3mal 0,08 sec
  bestehen 2mal 0,08 sec
  1mal 0,12 sec
  1mal 0,14 sec
Bei den 14 Mitralstenosen mit Doppelton, die 12—20 Jahre 1mal 0,08 sec
  bestehen 8mal 0,09 sec
  3mal 0,10 sec
  1mal 0,12 sec
  1mal 0,14 sec

Man kann manchmal feststellen, oder hat wenigstens den Eindruck, daß der IIb-Ton über der Auskultationsstelle der Mitralis früher auftritt, als über der Auskultationsstelle der Pulmonalis. Dieser Umstand würde die Entstehung des IIb-Tones an der Mitralklappe wahrscheinlich machen. Da es schwere Mitralstenosen mit und ohne gedoppeltem zweiten Ton gibt, muß sich ein Unterschied am Klappenapparat oder an der Stelle, an der der IIb-Ton entsteht, nachweisen lassen. Dies ist in der Tat der Fall.

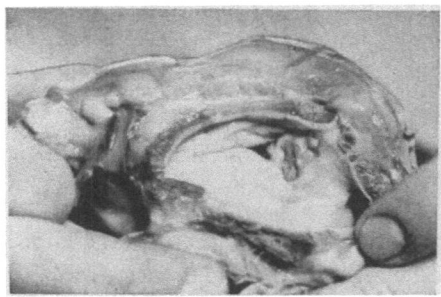

Abb. 1[2]. Photographie der Mitralklappen, die im ganzen narbig verändert und stellenweise mit Kalkeinlagerungen inkrustiert sind.

Wie aus den beigefügten Abbildungen ersichtlich ist, gibt es Mitralstenosen, die durch eine Schrumpfung aller Teile des Mitralsegels entstehen und solche, bei denen nur die Ränder sich zu einem verdickten Ring zusammenschließen, während der übrige Teil der Klappe weich und elastisch bleibt. Aus der pathologischen Anatomie wissen wir, daß die Schließungsränder der Klappen die Prädilektionsstellen für die entzündlichen Veränderungen bei der Endokarditis sind. Dementsprechend beobachten wir Mitralstenosen mit gedoppeltem zweiten Ton häufiger als solche ohne Mitralöffnungston. Dieser Teil der Klappe kann im Blut hin- und

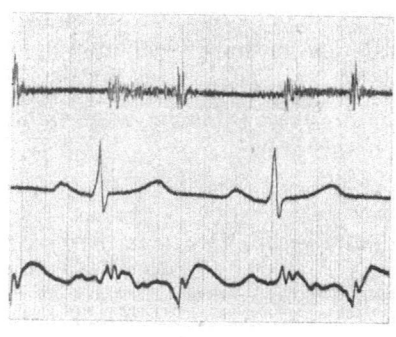
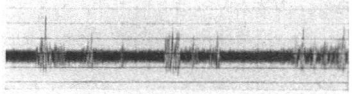

Abb. 2a.   Abb. 2b.

Abb. 2a. Schallkurve desselben Herzens. Oberste Kurve „Herzschall hoch", in der Mitte EKG Abl. II, unten „Herzschall ungefiltert". 1. Ton über der Spitze relativ kleine Amplitude, systolisches Dekrescendogeräusch bis fast zum 2. Ton reichend als Zeichen der kombinierenden Mitralinsuffizienz, diastolisches Geräusch im Anschluß an 2. Ton, kein Mitralöffnungston. Kurve etwa 1½ Jahre vor dem Tode der Patientin geschrieben. Papiergeschwindigkeit etwa 40 mm/sec.

Abb. 2b. Schallkurve derselben Patientin 48 Stunden vor dem Tod aufgenommen. Ebenfalls kein Mitralöffnungston.

herpendeln und wird ähnlich einem flatternden Segel, wenn das Boot vor den Wind gebracht wird, mit einem Knall in seiner Endstellung gespannt. Der IIb-Ton wäre also so zu erklären, daß nach beendigter Systole, während das Segel vorhofwärts konvex angespannt war, nun das einströmende Blut das Segel in den Ventrikel hinein

---

[2] Abb. 1—4 aus K. HOLLDACK, Ärztl. Forsch. 11, 342 (1948).

vorbuchtet, und es dort mit einem Ruck in seiner konkaven Endstellung angehalten wird. Bei beginnender Systole andererseits wird das Segel wieder zurückgetrieben und erreicht wieder, wie

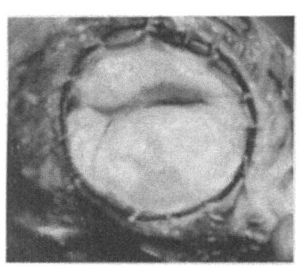 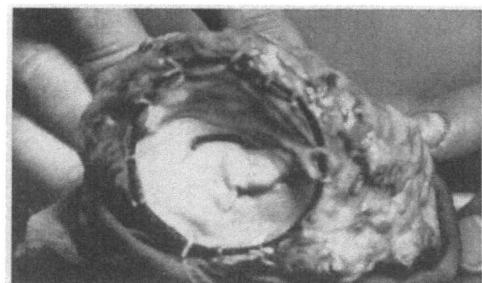

a In Systolenstellung.   b In Diastolenstellung.
Abb. 3 a u. b. Photographie der Mitralklappe, deren Schließungsränder narbig umgewandelt sind. Die Segelflächen sind aber zart und leicht beweglich.

aus der Skizze zu ersehen ist, die nach dem Vorhof zu konvexe Stellung. Der hierbei entstehende Anspannungsknall verstärkt den ersten Ton der Mitralstenose. Aus den Skizzen und Photographien ist eine Vorstellung der Vorgänge, wie sie sich im Wechsel zwischen Diastole und Systole der Mitralis abspielen, möglich. Räumlich gedacht, bilden beide Mitralsegel während der Systole einen Trichter mit eingezogenen Wänden, während der Diastole einen solchen mit ausgebuchteten, aufgeblähten Wänden. Die beigefügten Schallkurven lassen erkennen, daß die Mitralstenose, die verhärtete, ver-

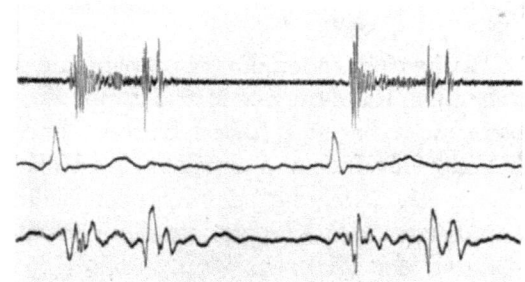

Abb. 4. Schallkurve des in Abb. 3 dargestellten Herzens. Über der Mitte des Sternums geschrieben. Mitralöffnungston, sehr große Schwingungen des ersten Tones, systolisches Dekrescendogeräusch. Protodiastolisches Geräusch. Obere Kurve „Herzschall hoch", mittlere Kurve EKG, Abl. II, untere Kurve „Herzschall tief".

kalkte und verkürzte Klappen besitzt, im Schallbild und bei der Auskultation keinen gedoppelten zweiten und auch keinen paukenden ersten Ton hat. Die zweite abgebildete Mitralstenose, obgleich sie ebenfalls hochgradig war, hatte ein leichtbewegliches durchhängendes Mitralsegel und zeigte dementsprechend in der Schallkurve gedoppelten zweiten Ton und paukenden ersten[3]. Es soll nicht bestritten werden, daß zum paukenden Charakter des ersten Tones die plötzliche Kontraktion des schlecht gefüllten Ventrikel beiträgt, da auch früh auftretende Extrasystolen einen paukenden ersten Ton haben und auch im Kollaps ein solcher gehört wird. Es muß aber berücksichtigt werden, daß möglicherweise auch bei diesen Vorkommnissen die Mitralklappen bzw. deren plötzliches Anspannen zur Verstärkung des ersten Tones beitragen kann, da

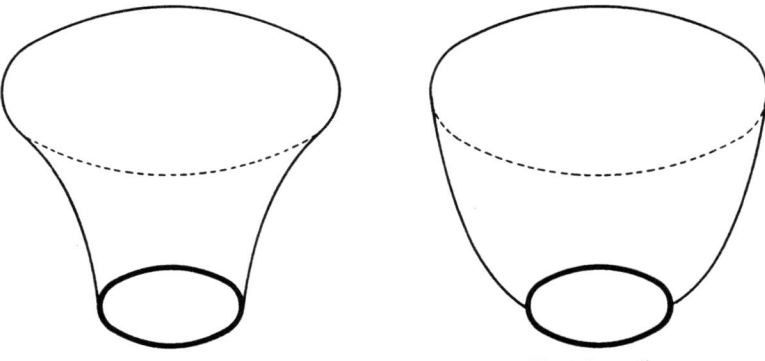

a Systolenstellung.   b Diastolenstellung.
Abb. 5 a u. b. Schematische Darstellung des durch die Stenosierung entstandenen Mitraltrichters.

bei frühauftretenden Extrasystolen die Wirbel hinter den offenstehenden Rändern der Mitralklappe die „Stellung" der Klappen noch nicht beendet haben können, und auch bei ungenügender Füllung des linken Ventrikels im Kollaps wird die Ausbildung solcher die „Stellung" der Klappen bedingender Wirbel, d. h. der Annäherung der Klappen an die Verschlußstellung und der Vorwölbung der Klappensegel mit der Konvexität zum Vorhof hin, ungenügend sein. Auf diese Verhältnisse haben J. K. LEWIS und W. DOCK mit guten Gründen hingewiesen.

Bei der Mitralstenose können diese Wirbel ihre Funktion, obgleich das Klappensegel bei jenen Fällen mit gedoppeltem zweiten Ton leicht beweglich ist, deshalb nicht ausführen, weil sie weiter ventrikelwärts auftreten. Dies ist bedingt durch die Verengerung der Einflußöffnung und die Erhöhung der Einströmungsgeschwin-

---

[3] **Anmerkung bei Korrektur.** Inzwischen war bei zwei weiteren Mitralstenosen die autoptische Kontrolle möglich. Der Herzschallbefund und die Ausdehnung der pathologisch-anatomischen Veränderungen entsprachen auch in diesen Fällen den geschilderten Verhältnissen.

digkeit. Die Lage der Wirbel, die Stellung der Klappen kurz vor Beginn der Systole ist schematisch in der Abb. 6 dargestellt. Für die Länge des Zeitunterschiedes zwischen dem IIa und IIb-Ton ist verantwortlich der Druck in den Venae pulmonales und die Geschwindigkeit, in der sich die Ventilebene des Herzens im Beginn der Diastole in Richtung von der Spitze zu den Vorhöfen bewegt. Neben diesen Faktoren wird aber vor allem die Länge des Durchhangs der Mitralsegel, d. h. die Größe des Ausschlages, die der Mittelpunkt der Klappen zwischen dem Anulus fibrosus und dem

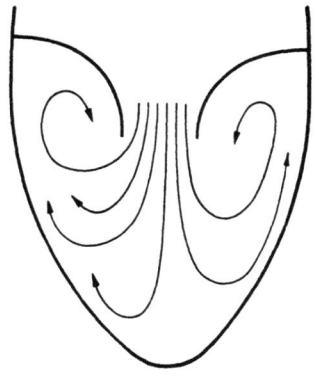 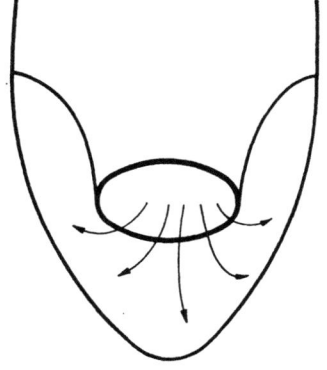

a Bei normalen Mitralklappen.   b Bei der Mitralstenose.
Abb. 6 a u. b. Lage der „Stellwirbel".

Öffnungsrand des Mitralostiums durchmessen kann, eine Rolle spielen. Je länger dieser Weg ist, desto größer wird die Zeitdifferenz zwischen IIa und IIb und desto größer wird auch die Endgeschwindigkeit sein, in der das Segel gestrafft wird; d. h. die Intensität des Tones wird ebenfalls mit der Länge des Weges, den der Mittelpunkt zurücklegen kann, ansteigen. Nun wird verständlich, warum lang bestehende Mitralstenosen durchschnittlich eine größere Differenz IIa bis IIb haben. Durch die geschilderten Vorgänge, die zur Entstehung des IIb-Tones und des paukenden ersten Tones führen, werden die Klappen auf Dehnung beansprucht. Im Laufe der Jahre wird der Durchhang der Mitralklappen langsam zunehmen und damit wird auch die Zeitdifferenz IIa—IIb mit der Zeit größer.

Aus dem Vorhandensein eines gedoppelten zweiten Tones und der Zeitdifferenz zwischen seinen beiden Anteilen lassen sich also weitgehende Rückschlüsse auf die pathologisch-anatomischen

Veränderungen der Klappen ziehen. Das heißt wir können am Lebenden schon erkennen, ob seine Klappen allgemein verhärtet, verkürzt und verdickt sind, oder ob nur ein verdickter Ring die Klappenöffnung einengt und die übrigen Teile des Segels elastisch und frei beweglich und von normaler Länge sind. Eine Nachprüfung dieser Beobachtungen an einem großen Material wäre wünschenswert, wozu natürlich die Herzschallschreibung durchgeführt werden müßte. Bei der Sektion solcher Herzen müßte beachtet werden, daß durch die üblichen Sektionsmethoden gerade diese Veränderungen wenig gut dargestellt werden. Es empfiehlt sich, die Technik dahingehend abzuändern, daß man zunächst den linken Vorhof eröffnet und von oben einen Blick auf die Mitralis wirft. Bei unverletztem Anulus fibrosus und Öffnungsring der Mitralstenose lassen sich die geschilderten Verhältnisse auf den ersten Blick erkennen.

Eine praktische Bedeutung kann die Unterscheidung dieser beiden Typen von Mitralstenose vielleicht einmal bekommen, wenn man sich überlegt, daß der Typ II mit dem langen beweglichen Segel sich für eine Operation eignen könnte, während eine solche natürlich bei völlig geschrumpften und verhärteten Mitralklappen (Typ I) von vornherein aussichtslos erscheint. Ein Einschnitt, der die Öffnung der Mitralstenose erweitert, würde durch Erzeugung oder Verstärkung einer Insuffizienz den Vorteil der Erweiterung der Einströmungsöffnung aufheben, so daß hämodynamisch nur noch ungünstigere Verhältnisse erzielt würden. Bei langen, sich während der Systole aneinanderlegenden Mitralsegeln würde aber vielleicht durch einen kleinen radiären Einschnitt in den Öffnungsring eine Erweiterung der Einströmöffnung zu erzielen sein, ohne daß dadurch eine nennenswerte Insuffizienz entsteht. Diese Ausblicke auf eine chirurgische Behandlung der Mitralstenose erscheinen noch utopisch, aber wenn man sich vergegenwärtigt, vor wie kurzer Zeit die operative Behandlung einer Isthmusstenose, einer Pulmonalstenose oder auch eines offenen Ductus Botalli ebenso utopisch erschienen sind, wird man vielleicht hoffen können, daß nach sorgfältiger Erforschung der anatomischen Verhältnisse vielleicht mit Hilfe ganz neuer Untersuchungsmethoden, eine zielsichere operative Behandlung an den Herzklappen möglich werden wird. Aus den Erfahrungen der Chirurgie des Herzens während dieses Krieges hat man sehen können, welche erstaunlichen Mißhandlungen ein Herz auszuhalten imstande ist. Ich bin mir

Grenzen der Herzauskultation.

bewußt, daß der Weg zu einer solchen chirurgischen Besserung der Mitralstenosen noch lang und arbeitsreich sein wird[4].

Zum Beweis für die Richtigkeit der oben geschilderten Verhältnisse an den Mitralklappen wäre noch zu fordern, daß das Auftreten eines paukenden ersten Tones und eines gedoppelten zweiten Tones häufig zugleich am selben Herzen festzustellen ist. Nach unserer Zusammenstellung trifft dies in der Tat in 80% der Fälle zu. Warum es nicht in 100% der Fälle so ist, erklären folgende Überlegungen: Bei komplizierenden Mitralinsuffizienzen ist der erste

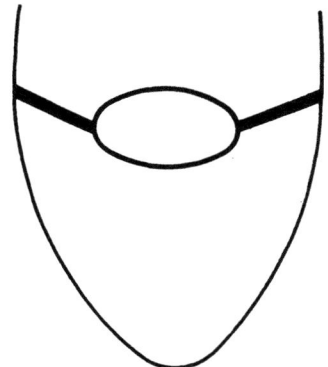
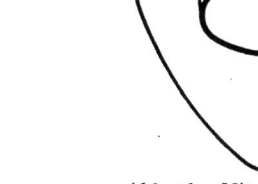

Abb. 7a. Mitralstenose Typ I.   Abb. 7b. Mitralstenose Typ II.

Ton abgeschwächt, trotzdem kann natürlich ein Doppelton vorhanden sein. Außerdem kann ein paukender erster Ton andere Ursachen haben als die Mitralstenose. Man hört ihn ja auch bei Tachykardien, im Kollaps usw. Hinzu kommt noch, daß die Abgrenzung eines paukenden Tones mit dem Ohr manchmal nicht leicht ist, und auch bei der Herzschallschreibung hatten wir hier methodische Schwierigkeiten. Hierauf wird im folgenden noch näher eingegangen werden.

Es ist nötig noch einiges zur Nomenklatur zu sagen. Im französischen wie im anglo-amerikanischen Schrifttum wird der Doppelton als Mitralöffnungston bezeichnet. Diese Bezeichnung erscheint sinnreicher als die des gedoppelten zweiten Tones, da er ursächlich nähere Beziehungen zum ersten Ton und zur Mitralklappe hat als zum zweiten Ton, dem er nur, man möchte sagen zufällig, zeitlich nahe auftritt. Es wäre also wohl zu empfehlen sich lieber der Bezeichnung „Mitralöffnungston" zu bedienen.

---

[4] Zum Teil wurden Mitralstenosen schon mit Erfolg operativ angegangen. Vgl. hierzu CUTLER, LEWIN und BECK, SOUTTER.

Zusammenfassend sollen nun noch einmal die beiden Typen der Mitralstenose einander gegenübergestellt werden:

Typ I.	Typ II.
Die ganze Segelfläche verdickt, verkürzt, narbig umgewandelt, häufig verkalkt.	Nur die Schließungsränder verdickt, sonst zarte Klappensegel.
Kein Mitralöffnungston.	Mitralöffnungston.
Normal lauter oder abgeschwächter erster Ton.	Paukender erster Ton.
Häufiger mit Mitralinsuffizienz kombiniert.	Seltener mit Mitralinsuffizienz kombiniert.
Etwa 40—45% aller Mitralstenosen.	55—60% aller Mitralstenosen.
Keine Möglichkeit chirurgischer Behandlung.	Aussicht auf chirurgische Behandlung.

3. Die Bedeutung des Unterscheidungsvermögens von Intensitäten für die Auskultation.

Wir haben uns bei der Betrachtung über die Lautheit des ersten Tones schon mit der Frage beschäftigt, wie weit unser Ohr in der Lage ist, verschiedene Intensitäten von Tönen und Geräuschen zu unterscheiden. Ebenso wie bei der Beantwortung der Frage, wie weit Intervalle unterschieden werden können, befinden wir uns hier in einer wesentlich günstigeren Lage als bei der Beantwortung der ersten Frage, der zeitlichen Einordnungsfähigkeit der Gehörseindrücke, da wir uns hier auf dem Boden gesicherter sinnesphysiologischer Tatsachen bewegen können. Die Fähigkeiten des Ohres, Intensitäten zu unterscheiden, ist eine außerordentlich schlechte. Ein Ton oder ein Geräusch muß um mehr als 25% in seiner Intensität von dem Vergleichston unterschieden sein, um als lauter oder leiser empfunden zu werden, vorausgesetzt, daß seine Frequenz dieselbe ist.

Bei der Feststellung eines paukenden ersten Tones sind aber diese Bedingungen bei weitem erfüllt, denn es ist ja bekannt, daß ein paukender erster Ton oft schon in einiger Entfernung von der Brustwand ohne Benützung eines Hörrohrs vernommen werden kann.

Die Herzschallregistrierung ist bei der Feststellung von Intensitätsunterschieden dem menschlichen Ohr überlegen. Durch geeignete Versuchsbedingungen lassen sich die absoluten Energiemengen, die an der Brustwand auftreten, bestimmen. Leider ist unsere Apparatur technisch noch nicht so vervollkommnet, daß wir zur Zeit in der Lage wären über solche Untersuchungen zu berichten. Der Frequenzgang unserer Verstärker und Galvanometer wurde mit dem Kathodenstrahloszillographen überprüft und ist also bekannt, doch fehlt die Frequenzcharakteristik unseres selbstgebauten dynamischen Mikrophons[5], wozu es eines Schalldruckmessers bedarf, der in heutiger Zeit noch nicht zu beschaffen war. Wir können also vorläufig nur relative, d. h. vergleichende Untersuchungen anstellen. Für die Messung der Intensität oder auch für deren Vergleich ist es wünschenswert, daß der Verstärker nicht wie das Ohr oder die im allgemeinen bei der Herzschallschreibung übliche gehörsähnliche Wiedergabe der Geräusche eine schräg ansteigende Frequenzcharakteristik hat; d. h. das menschliche Ohr nimmt tiefe Frequenzen, um die es sich bei der Herzschallschreibung ja immer handelt, sehr viel schlechter wahr als höhere, wie die bekannte Darstellung des Hörfeldes GILDEMEISTERs angibt. Der Vergleich von Intensitäten geschieht besser mit einem Verstärker[6], der in dem in Frage kommenden Bereich eine der Abszisse parallele Charakteristik zeigt. Die ganz tiefen Schwingungen werden dabei trotzdem natürlich ausgesiebt und auch bei unserer Herzschallschreibung, in ähnlicher Weise wie es A. WEBER angegeben hat, auf einer besonderen Kurve dargestellt. Stellt man nun den Verstärker immer auf denselben Verstärkungsgrad ein, so kann man Töne eines bestimmten Frequenzspektrums gut miteinander vergleichen. Leider sind nicht alle Schallkurven von Mitralstenosen, die mir vorliegen, mit der gleichen Intensität sowohl über der Spitze wie über der Basis aufgenommen worden. Die Herztöne über der Spitze sind so viel lauter, daß man mit einer geringen Verstärkung hier bessere Kurven erhält als über der Basis, wo größere Verstärkungsgrade Verwendung finden müssen, um genügende Ausschläge in den Kurven zu erhalten. Man kann aber durch Vergleich der Größe der Schwingungen des ersten und des zweiten Tones doch einen ungefähren Anhalt bekommen, da beim gewöhnlichen Herzschallbild über der Basis der zweite Ton, über der Spitze der erste die größere Amplitude zeigt. Zusammen mit den Bemerkungen über

---

[5] Vergleichend wurden Kurven mit einem Kristallmikrophon geschrieben, das eine gradlinige Frequenzcharakteristik hat. Es ergaben sich keine prinzipiellen Unterschiede.

[6] Ein solcher Verstärker wurde uns von der Firma Süddeutsche Laboratorien, Mosbach gebaut.

den Auskultationsbefund konnte, wie schon angeführt, bei etwa 80% der untersuchten Fälle von Mitralstenose gute Übereinstimmung zwischen dem Vorhandensein eines paukenden ersten und eines gedoppelten zweiten Tones gefunden werden.

Eine weitere Überlegung macht es wahrscheinlich, daß der Klappenanteil an der Entstehung des ersten Tones doch größer ist als von manchen Autoren, z. B. HOCHREIN, angenommen wird. Bei der Mitralinsuffizienz, jedenfalls bei ihren schwereren Formen, findet sich häufig eine Abschwächung des ersten Tones. EDENS erklärt dies etwa so: Der sich kontrahierende Ventrikel findet erst allmählich einen festen Widerstand, da durch die insuffiziente Mitralklappe das Blut ausweichen könne. Bei sehr schwer veränderten Mitralklappen wären diese außerdem durch Verhärtung in ihrer Schwingungsfähigkeit beeinträchtigt. Hier soll also die entgegengesetzte Wirkung durch die Klappenverhärtung hervorgerufen werden, nämlich die Verminderung der Schwingungsfähigkeit, wie sie A. WEBER bei der Entstehung des gedoppelten zweiten Tones fordert. Einleuchtender erscheint mir die Auffassung von EDENS. Ein weiteres Moment muß aber wohl für die Abschwächung des ersten Tones bei der Mitralinsuffizienz verantwortlich gemacht werden, nämlich die Erhöhung des Vorhofdruckes durch den systolischen Rückfluß. Während der Anspannungszeit kann eine recht beträchtliche Blutmenge in den Vorhof zurückfließen. Am schönsten demonstriert uns das eine neue Untersuchungsmethode, die von HOLZER angegeben wurde, die Rheokardiographie. Bei diesem Verfahren wird die Widerstandsänderung des Thorax für Wechselstrom, die durch verschiedene Blutfülle und Gestalt des Herzens entsteht, registriert. Bei Mitral- und Tricuspidalinsuffizienzen finden sich im Rheokardiogramm während der Anspannungszeit recht große „Refluxwellen", deren Entstehung nur so erklärt werden kann. Für die Abschwächung des ersten Tones bei der Mitralinsuffizienz werden also alle 3 Ursachen gemeinsam verantwortlich sein: Langsamer Druckanstieg im Ventrikel, erhöhter Vorhofdruck durch Rückfluß und Abnahme der Schwingungsfähigkeit der pathologisch veränderten Klappen.

Eine weit größere Bedeutung hat aber bei der Auskultation die Intensitätsvergleichung zwischen dem zweiten Aorten- und Pulmonalton. Die Verstärkung des zweiten Aortentones gilt als Zeichen für eine Erhöhung des Blutdruckes und wird häufig, wenn auch nicht in allen Fällen, bei der Hypertension festgestellt.

Die Verstärkung des zweiten Pulmonaltones, die in der Jugend physiologisch sein soll, gilt als ein wichtiges Zeichen für eine Vermehrung des Druckes im kleinen Kreislauf.

Unsere Aufmerksamkeit auf den Vergleich zwischen zweitem Aorten- und zweitem Pulmonalton wurde erregt durch die Frage, ob durch die Herzschallschreibung eine Lokalisation der Unterbrechung des rechten oder linken Schenkels angenommen werden kann, und ob dem elektrokardiographischen Bild des häufigen oder seltenen Schenkelblocktyps jeweils eine Links- bzw. Rechtsunterbrechung zugeordnet werden kann. v. JAGIC hat behauptet, daß man

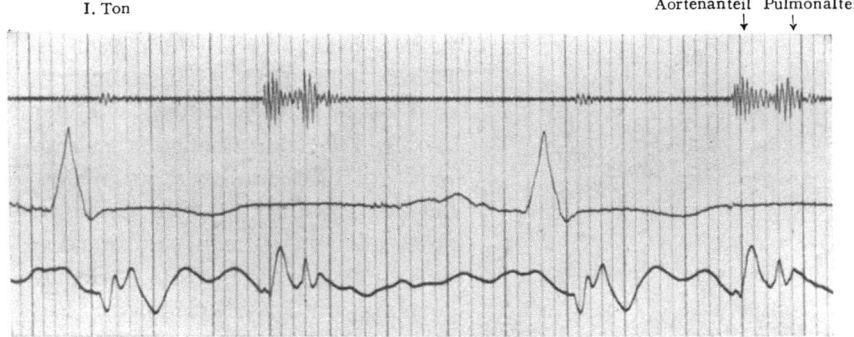

Abb. 8. Herzschallkurve mit deutlich gespaltenem 2. Ton. Der zweite Anteil hat niedrigere Frequenz als der erste Anteil.

auskultatorisch den Aortenanteil und den Pulmonalanteil des zweiten Tones trennen kann; der Aortenanteil klinge kurz und hoch, der Pulmonalanteil dumpfer und gedehnter. Auf den Herzschallkurven kann, besonders, wenn eine Spaltung der zweiten Töne vorhanden ist und die Filmgeschwindigkeit nicht zu gering ist, häufig ein höherer frequenter Anteil von einem solchen niedriger Frequenz unterschieden werden. A. WEBER gibt für die Verspätung des Pulmonalklappenschlusses gegenüber dem Schluß der Aortenklappe folgende Gründe an: Während der Inspiration wird die Differenz zwischen Aorten- und Thoraxbinnendruck größer, dadurch erfolgt der Schluß der Aortenklappe früher. Dem rechten Herzen wird durch den verminderten Binnendruck des Thorax mehr Blut angeboten. Zum Auswurf dieser vermehrten Blutmenge wird mehr Zeit benötigt und daher schließt sich die Pulmonalklappe später. Im Expirium werden die entgegengesetzten Kräfte wirksam. Das Auftreten eines gespaltenen zweiten Tones bei der Einatmung kann

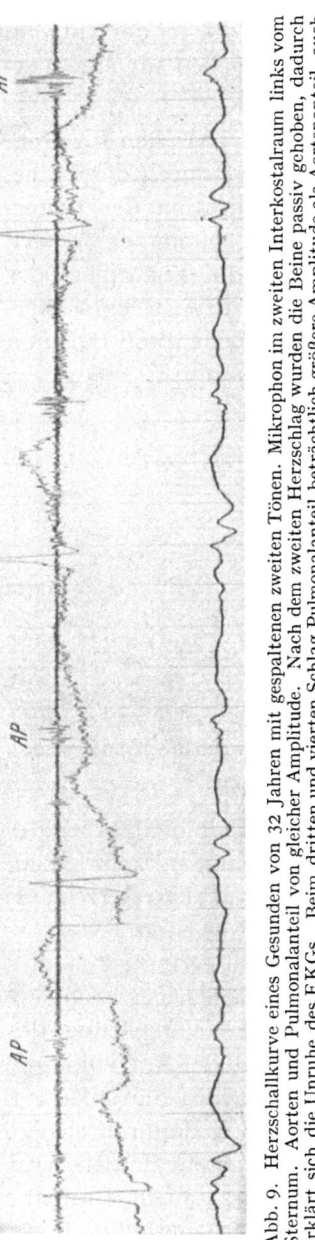

Abb. 9. Herzschallkurve eines Gesunden von 32 Jahren mit gespaltenen zweiten Tönen. Mikrophon im zweiten Interkostalraum links vom Sternum. Aorten und Pulmonalanteil von gleicher Amplitude. Nach dem zweiten Herzschlag wurden die Beine passiv gehoben, dadurch erklärt sich die Unruhe des EKGs. Beim dritten und vierten Schlag Pulmonalanteil beträchtlich größere Amplitude als Aortenanteil, auch die Frequenz des Pulmonalanteils hat zugenommen.

sowohl auskultatorisch wie auch mit der Herzschallschreibung festgestellt werden. Allerdings gelingt dies nicht bei allen Versuchspersonen.

Durch einen einfachen Versuch kann man diese Spaltung des zweiten Tones ebenfalls leicht hervorbringen: Zunächst werden bei einer ruhigliegenden Versuchsperson die Herztöne über der Basis geschrieben. Durch plötzliches Erheben beider Beine fließt dem rechten Herzen eine große Menge Blut zu, und es ist zu erkennen, wie der zweite Ton, der über der Pulmonalis geschrieben wurde, jetzt deutlich gespalten ist. Das Ergebnis eines solchen Versuches ist aus den Schallkurven, die in Abb. 9 wiedergegeben sind, zu erkennen. Vor dem Erheben der Beine gehen Aorten- und Pulmonalanteil ineinander über. Die Gesamtlänge des zweiten Tones beträgt 0,06 sec. Nach dem Erheben der Beine ist der Pulmonalanteil deutlich größer als der Aortenanteil, ein Befund, der sonst selten beobachtet wird und der die starke Druckerhöhung im kleinen Kreislauf anzeigt, zugleich ein schönes Beispiel für das Wirksamwerden des Bainbridgereflexes. Dabei hat sich die Länge der zweiten Töne auf 0,10 sec ausgedehnt. Das mitgeschriebene EKG ist durch die Bewegungen sehr unruhig, obgleich das Erheben der Beine nicht vom Patienten selbst ausgeführt wurde, sondern passiv geschah. Die geschilderten Veränderungen sind aber trotzdem gut sichtbar.

Durch die Arbeiten von BLUMBERGER und SARRE sind die Veränderungen der Anspannungs- und Austreibungszeit des dekompensierten Herzens und deren Änderung durch Strophantin und Digitalis bekannt geworden. Wir versuchten bei Patienten mit möglichst reiner Rechts- und Linksdekompensation eine Verschiebung des Aorten- bzw. Pulmonalisklappenschlusses durch intravenöse Strophantingaben zu erzielen. Da ja zu erwarten ist, daß der überlastete Ventrikel seine Austreibungszeit stärker verändern wird als der weniger dekompensierte Herzanteil. Leider sind reine Rechts- oder Linksdekompensationen nicht so häufig, als daß wir eine große Zahl solcher Versuche zur Verfügung hätten. Die Ergebnisse bei dieser Untersuchung sind nicht so eindeutig ausgefallen, daß aus ihnen schon jetzt Schlüsse gezogen werden könnten. Überhaupt scheint eine größere zeitliche Differenz zwischen der Aktion der beiden Ventrikel nur unter ganz besonderen Verhältnissen zu erreichen zu sein. Die beiden Hälften des Herzens sind in funktioneller Hinsicht eben doch eine Einheit, wofür ja auch der anatomische Bau der Herzmuskulatur spricht. Die starken Ring- und Schrägmuskelschichten enthalten zahlreiche Muskelfasern, die sowohl der Wand der rechten wie der linken Kammer angehören.

Bei Untersuchungen der geschilderten Art muß darauf geachtet werden, daß die Papiergeschwindigkeit des Kymographions eine hohe ist, mindestens 100 mm in der Sekunde, sonst lassen sich die Pulmonalis- und Aortenanteile nicht voneinander trennen. Trotz wiederholter Aufnahmen um den geeignetsten Punkt zur Darstellung der zweiten Töne herauszufinden und trotz sorgfältigster Untersuchung, läßt sich bei einer kleinen Zahl der Fälle eine endgültige Entscheidung, ob zuerst der Aorten- oder Pulmonalanteil auftritt, nicht fällen. Von unseren 52 Patienten mit Schenkelblock und ventrikulären Extrasystolen scheiden daher einige aus. CASTEX, PATTRO und GONZALES haben durch gleichzeitige Aufnahme von EKG, Herzschallkurve und zentralen Arterienpuls festgestellt, daß bei Extrasystolen mit negativen Hauptschwankungen in Ableitung I sich der linke Ventrikel vorzeitig kontrahiert und also der Ausgangspunkt der Extrasystolen in diesem angenommen werden muß. Bei Extrasystolen mit positiver Hauptschwankung in Ableitung I kontrahiert sich nach ihren Beobachtungen die rechte Kammer zuerst.

Unsere eigenen Untersuchungen zu dieser Frage erstrecken sich auf insgesamt 58 Kurven. Davon waren 9 Schenkelblöcke vom häufigen Typ, von diesen zeigten 6 zuerst den Schluß der Aortenklappe, einer zuerst den Schluß der Pulmonalklappe, bei 2 war eine Entscheidung nicht möglich. Bei 4 Schenkelblöcken vom seltenen Typ schloß sich 4mal zuerst die Aortenklappe. Von 3 Blockfällen vom Typ WILSON a schloß sich 3mal die Aortenklappe zuerst, einmal war eine sichere Entscheidung nicht möglich, aber wahrscheinlich schloß sich auch hier zuerst die Aortenklappe. Von 9 WILSON-Blockfällen vom Typ b erfolgte 9mal zuerst der Schluß der Aortenklappe. Von 8 EKG mit ausgesprochener Linksverspätung schloß sich 7mal zuerst die Aortenklappe, einmal war der Befund zweifelhaft. Von 6 Kurven mit Rechtsverspätung schloß sich die Aortenklappe 4mal zuerst, 2mal ließ sich eine Entscheidung nicht sicher treffen. Von 3 Kurven mit ventrikulären Extrasystolen, Kammerhauptschwankung in Ableitung I nach oben gerichtet erfolgte 3mal zuerst der Schluß der Pulmonalklappe. Bei 13 Kurven mit ventrikulären Extrasystolen — Kammerhauptschwankung in Ableitung I negativ — wurde 11mal zuerst der Schluß der Aortenklappe registriert. 7 Kurven waren aus technischen Gründen nicht zu verwerten.

Die angeführten Zahlen sind zu gering, um eine Entscheidung in dieser Frage herbeizuführen; man kann aber wohl sagen, daß besonders bei den ventrikulären Extrasystolen die Verspätung der Aktion des einen Ventrikels gegenüber der des anderen erheblich ist, so daß es wahrscheinlich doch häufiger zur Umkehr des normalen Verhältnisses beim Schlusse der beiden arteriellen Ostien kommen kann. Bei den ventrikulären Extrasystolen sind die zeitlichen Differenzen zwischen dem Schluß der Aorten- und Pulmonalklappe erheblich größer als sie sonst gefunden werden, auch größer als bei den Schenkelblöcken. Zeitdifferenzen von 0,06 sec sind häufig, aber auch solche von 0,07 sec, in einem Fall wurden 0,09 sec gefunden. Bei den normalen Schlägen wurden in diesen Fällen keine Spaltungen der zweiten Töne nachgewiesen. Nähere Einzelheiten werden in einer Dissertation zusammengestellt.

4. Die Bedeutung des Unterscheidungsvermögens von Intervallen für die Auskultation.

Aus dem bisher Gesagten geht schon hervor, daß für die Vergleichung der zweiten Töne nicht nur Intensitätsunterschiede wichtig sind, sondern auch die Frequenz, d. h. die Tonhöhe beachtet werden muß. Es handelt sich also um die Frage, welche Intervalle das Ohr noch zu unterscheiden vermag. Hierin leistet es überraschend Gutes. Bei einer Frequenz von 100 Hz genügt schon eine halbe Schwingung, um eine Änderung der Tonhöhe bemerkbar zu machen, d. h. also Änderungen von einem halben Prozent. Der Gehörsinn verhält sich in dieser Beziehung genau so wie der Gesichtssinn. Mit dem Auge vermögen wir feinste Farbnuancen zu unterscheiden, während verhältnismäßig große Helligkeitsunterschiede

Grenzen der Herzauskultation.

unerkannt bleiben, vor allem, wenn sie nicht gleichzeitig, sondern nacheinander einwirken. Bei der Intervallbeurteilung durch das Ohr liegen die Verhältnisse aber tatsächlich nicht so günstig, wie es auf den ersten Blick erscheinen mag. Aus Untersuchungen von ABRAHAM BRÜHL, MACH, LÜBKE und LEIMBACH ergibt sich, daß die Kennzeit, d. h. die Zeit, die ein Ton erklingen muß, um als solcher erkannt zu werden bei 100 Hz zwischen 0,03 und 0,07 sec, bei 50 Hz zwischen 0,05 und 1,1 sec liegt. Diese Zeiten erscheinen dabei noch verhältnismäßig kurz, wenn man bedenkt, daß die Nutzzeit des Ohres mit ungefähr 0,1 sec angegeben wird und die Reaktionszeit bei zunehmender Intensität nicht erheblich kürzer werden soll. Hinzu kommt, daß beim Erkennen von tiefen Tönen, diese als zu hoch erscheinen, und man den Ton sehr viel länger erklingen lassen muß, wenn die richtige Höhe beurteilt werden soll. Hohe Töne, die kurze Zeit gegeben werden, erscheinen zu niedrig, dies hat jedoch für die Auskultation keine Bedeutung. Da der zweite Ton im allgemeinen eine Länge von 0,05 sec hat, geht aus den angegebenen Tatsachen hervor, daß wir uns auch bei der Intervallunterscheidung in einem Grenzgebiet bewegen, wo mannigfaltige Täuschungsmöglichkeiten bestehen. Es muß ferner berücksichtigt werden, daß die Unterscheidung des Intervalls zweier Töne beträchtlich leichter ist als die zweier Geräusche, und um solche handelt es sich ja bei der Auskultation. Dem gegenüber befinden wir uns bei der Unterscheidung von Geräuschfrequenzen mittels der Herzschallschreibung ebenfalls nicht in einer gut zu nennenden Situation. Die Frequenzbestimmung erfolgt hier durch das Auszählen der Schwingungen. Auch hier lassen sich Fehler nicht vermeiden. Reine Sinusschwingungen, wie sie zum Teil vorkommen bei musikalischen Geräuschen, klingenden Aortentönen usw., lassen eine ziemlich genaue Frequenzbestimmung zu; bei unregelmäßigen Geräuschschallbildern ist aber die Auszählung natürlich sehr erschwert und auch hier stört die geringe Dauer der Schallphänomene. Manchmal ist es nicht möglich, zu unterscheiden, ob die Lautheit eines Tones, die Helligkeit, die Schärfe oder die Frequenz gegenüber dem Vergleichston den Unterschied hervorbringt. Die technische Analysierung der Frequenz so kurz anhaltender Geräusche ist ebenfalls nicht ganz einfach, da alle Siebvorrichtungen, je steiler ihre Frequenzcharakteristik ist, eine um so längere Ein- und Ausschwingzeit besitzen. Je feiner also die Frequenzanalyse gemacht werden soll, desto größer werden die Fehler, die durch den Apparat hereinkommen. Immerhin ist es aber doch möglich, wenigstens in den meisten Fällen durch sorgfältiges Auszählen und Messen den niedriger frequenten Pulmonalanteil von dem höherfrequenten Aortenteil des zweiten Tones zu trennen.

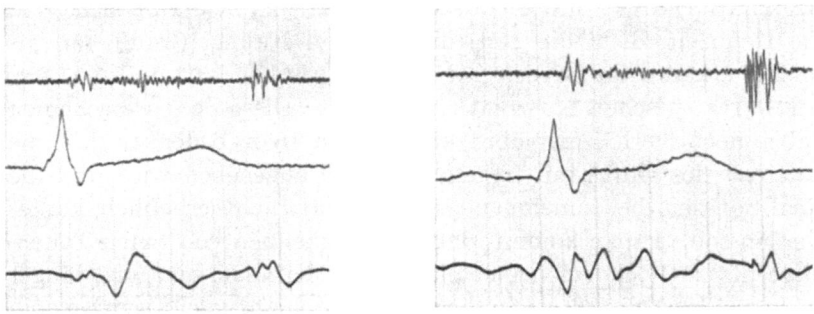

Abb. 10a. Abb. 10b.
Abb. 10a. Herzschallkurve eines Jugendlichen von 16 Jahren. RR 155/90 mm Hg. Im zweiten Interkostalraum rechts neben dem Sternum geschrieben.
Abb. 10b. Herzschallkurve desselben Patienten im zweiten Interkostalraum links geschrieben. Gleicher Verstärkungsgrad. Sowohl der Aortenanteil wie auch der Pulmonalanteil haben größere Amplitude. Deutlicher Frequenzunterschied beider Anteile. Pulmonalanteil nicht nur absolut, sondern auch relativ zum Aortenanteil größer.

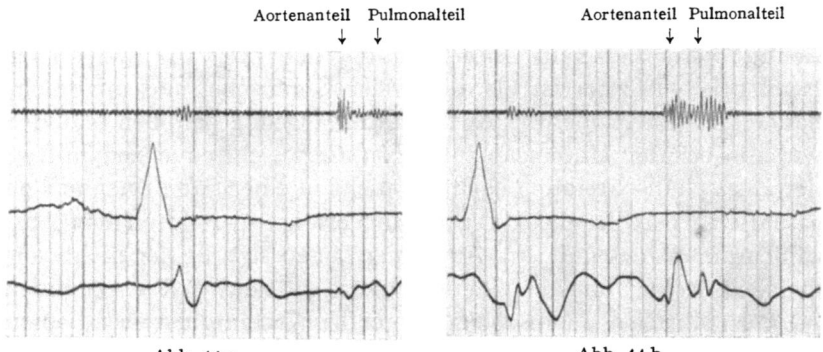

Abb. 11a. Abb. 11b.
Abb. 11a. Herzschallkurve bei einem Lungenemphysem über der Auskultationsstelle der Aorta gespaltener zweiter Ton. Aortenanteil in der ersten Kurve deutlich größer als Pulmonalanteil.
Abb. 11b. Pulmonalanteil ebenso groß wie der Aortenanteil. Über der Auskultationsstelle der Pulmonalis, deutlich niedrigere Frequenz des Pulmonalisanteils.

Durch die vergleichende Untersuchung der beiden Anteile des zweiten Tones bei Schenkelblockkranken wurden wir dazu angeregt, größere Untersuchungen über das Verhalten dieser beiden Anteile auch bei Gesunden und bei andersartig Kranken anzustellen. Dabei hat sich herausgestellt, daß normalerweise wenigstens in Exspirationsstellung der zweite Ton auch dann, wenn keine

Grenzen der Herzauskultation. 29

deutliche Spaltung zu erkennen ist, im Anfang aus höheren Frequenzen als gegen sein Ende besteht. Die Exspirationsstellung

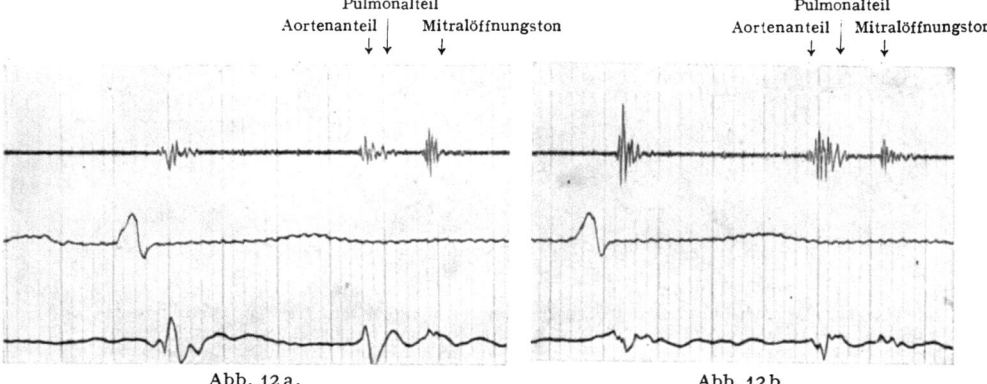

Abb. 12a. Abb. 12b.
Abb. 12a. Herzschallkurve einer Mitralstenose mit Mitralöffnungston. Über der Auskultationsstelle der Aorta kleinere Amplitude des zweiten Tones als über der Auskultationsstelle der Pulmonalis.
Abb. 12b. Die hochfrequenten Schwingungen, die beim Schluß der Aortenklappe entstehen, heben sich hier noch deutlicher ab als über der Auskultationsstelle der Aorta. Unmittelbar im Anschluß an Mitralöffnungston protodiastolisches Geräusch.

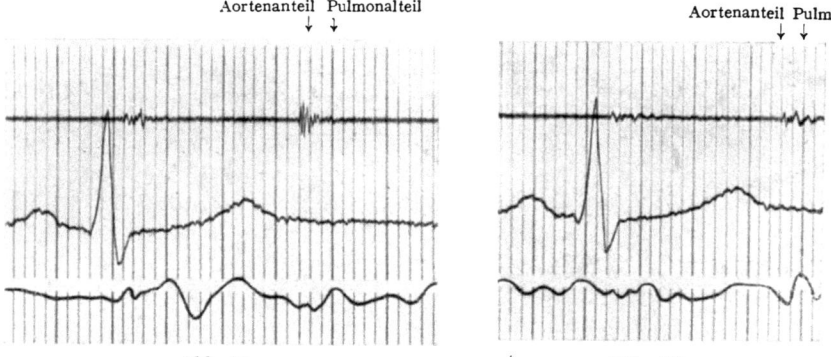

Abb 13a. Abb. 13b.
Abb. 13a. Herzschallkurve eines Patienten mit fraglicher Myokarditis über der Auskultationsstelle der Aorta. Auch hier sind die hochfrequenten Schwingungen, die auf den Schluß der Aortenklappe bezogen werden, über der Auskultationsstelle der Aorta wesentlich größer.
Abb. 13b. Über der Auskultationsstelle der Pulmonalis ist der Aortenanteil kleiner, der Pulmonalteil absolut und relativ größer, übertrifft sogar den Aortenanteil etwas an Größe.

eignet sich für die Herzschallschreibung genau wie für die Auskultation besonders gut. Daß dieses typische Schallbild nicht nur für den Menschen charakteristisch ist, lassen die Abbildungen von Schallkurven eines Kaltblutpferdes, eines großen Schäferhundes und eines mittelgroßen Boxers erkennen, während

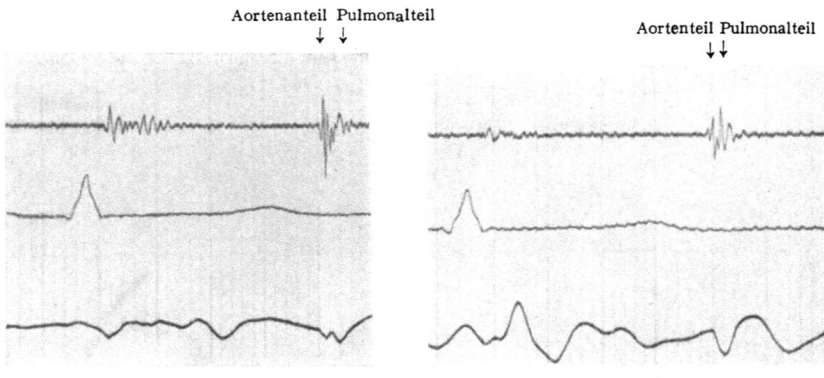

Abb. 14a. Abb. 14b.

Abb. 14a. Herzschallkurve einer Hypertension. RR 180/90 mm Hg. Im zweiten Interkostalraum rechts neben dem Sternum geschrieben. Aortenanteil von hoher Frequenz und großer Amplitude, danach 2—3 Schwingungen niederer Frequenz und kleinerer Amplitude, Pulmonalanteil.

Abb. 14b. Herzschallkurve derselben Patientin im zweiten Interkostalraum links neben dem Sternum geschrieben. Zweiter Ton hat im ganzen niedrigere Amplitude. Pulmonalanteil jedoch relativ größer.

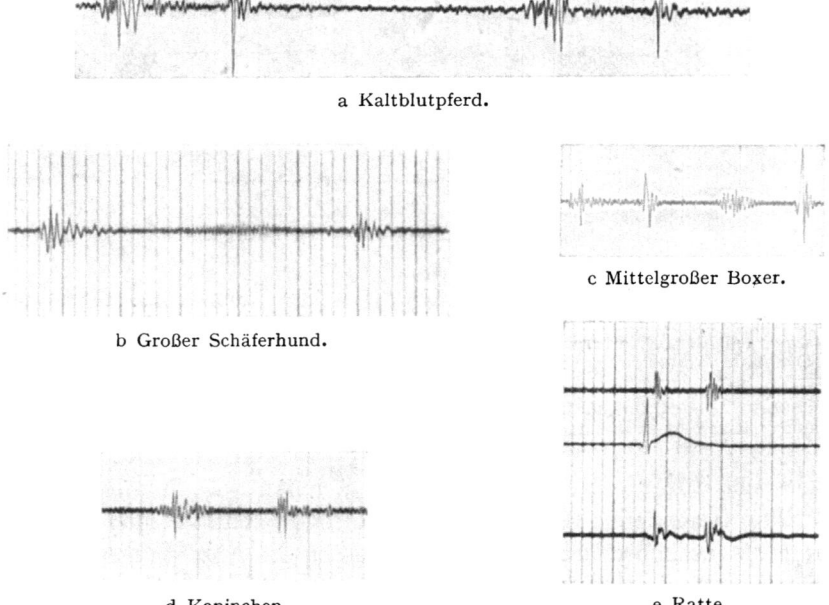

a Kaltblutpferd.

b Großer Schäferhund.

c Mittelgroßer Boxer.

d Kaninchen. e Ratte.

Abb. 15a—e. Herzschallkurven verschiedener Tiere.

— 134 —

Grenzen der Herzauskultation. 31

sie bei kleineren Tieren, Kaninchen und Ratte nicht mehr zu unterscheiden sind, da hier die erhöhte Frequenz eine noch größere Papiergeschwindigkeit erfordern würde. Hier waren uns apparatelle Grenzen gesetzt.

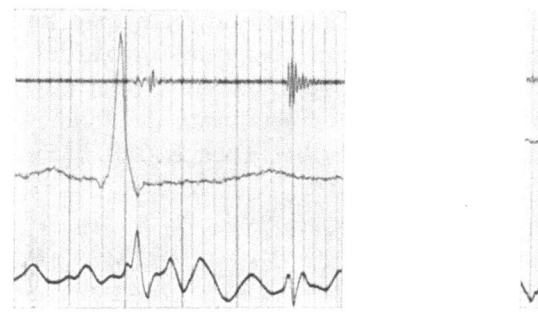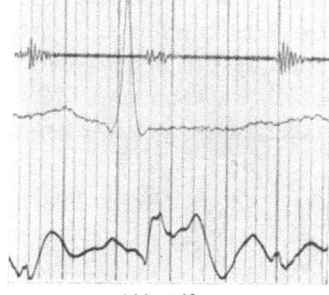

Abb. 16a. Abb. 16b.
Abb. 16a. Herzschallkurve einer Hypertension von RR 210/160 mm Hg. Über der Mitte des Sternums in Höhe der zweiten Rippe geschrieben.
Abb. 16b. Herzschallkurve derselben Patientin in Evipannarkose bei gleicher Mikrophonlage und mit gleichem Verstärkungsgrad geschrieben. RR auf 170/110 mm Hg abgesunken. Aortenanteil hat deutlich kleinere Amplitude und kürzere Dauer. Pulmonalisanteil fast unverändert.

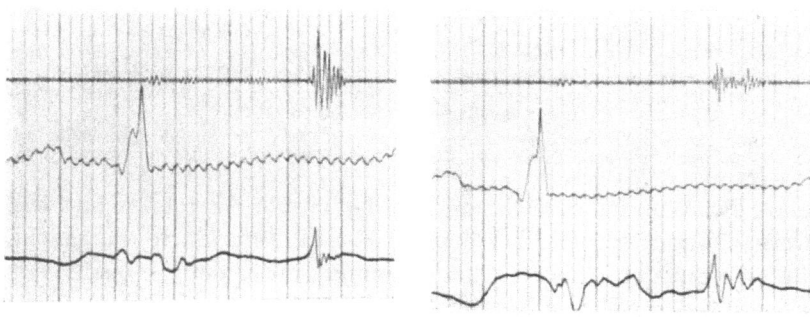

Abb. 17a. Abb. 17b.
Abb. 17a. Herzschallkurve einer Hypertension, RR 220/120 mm Hg. Über der Mitte des Sternums in Höhe des Ansatzes der zweiten Rippe geschrieben.
Abb. 17b. Herzschallkurve in Evipannarkose von derselben Stelle und mit derselben Verstärkereinstellung geschrieben. RR auf 170/115 mm Hg abgesunken. Amplitude des zweiten Tones deutlich kleiner. Amplitude des Pulmonalanteils fast unverändert. Deutlich gesp. zweiter Ton. Andere Atemphase.

Die Betonung oder Lautheit der zweiten Töne durch Drucksteigerung im Arterienrohr läßt sich sehr gut nachweisen, wenn es gelingt, einen Hochdruck in kurzer Zeit auf normale Werte zu senken. Dies gelingt bei manchen labilen Hochdrucken durch die Narkose. In der beigefügten Abbildung ist zu erkennen, wie sowohl die Amplitude als auch die Frequenz des zweiten Tones in der Narkose abnimmt. Die Zahlen unter den Abbildungen geben jeweils die dazugehörigen Blutdruckwerte an. Alle Schallkurven wurden über derselben Auskultationsstelle mit demselben Verstärkungsgrad geschrieben.

Bei der Untersuchung der Schenkelblockkurven und der von ventrikulären Extrasystolen fiel uns auf, daß man an der herkömmlichen Lehrmeinung, daß man über dem Interkostalraum rechts neben dem Sternum die Aortentöne am besten auskultieren kann und links im zweiten Interkostalraum die Pulmonalistöne gehört werden, Zweifel haben muß. Schon KREHL hatte

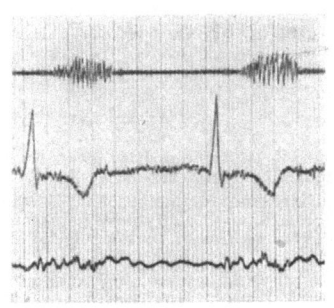 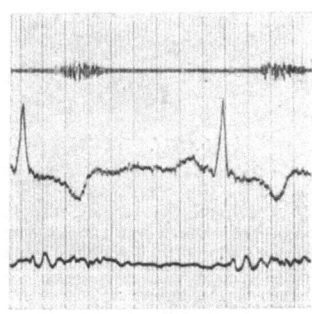

Abb. 18a. Abb. 18b.

Abb. 18a. Herzschallkurve einer Aortenstenose mit systolischem spindelförmigem Austreibungsgeräusch. Erster und zweiter Ton haben sehr kleine Amplitude. Über der Auskultationsstelle der Aorta geschrieben. (Es empfiehlt sich diese und die nächsten Kurven mit der Lupe zu betrachten.)

Abb. 18b. Herzschallkurve derselben Aortenstenose über der Auskultationsstelle der A. pulmonalis geschrieben. Der zweite Ton ist hier überhaupt nicht mehr abzugrenzen.

es als ein Wunder bezeichnet, daß der zweite Aortenton und der zweite Pumonalton gleich klängen. HOCHREIN erklärte die gleiche Tonhöhe mit der gleichen Wandspannung, unter der die beiden Arterien ständen. Dieser Beweis ist aber wohl nicht mehr als stichhaltig anzusehen, da die Blutdruckwerte, die mit dem Herzkatheter gemessen wurden, andere sind, als die von HOCHREIN eingesetzten. Außerdem wird die Frequenz der zweiten Töne wohl nicht nur von der Wandspannung bestimmt, obgleich dies sicher ein sehr wichtiger Faktor ist.

A. WEBER spricht als erster von der Möglichkeit, daß die bis jetzt gültige Meinung, man höre den zweiten Aortenton rechts und den zweiten Pulmonalton links vom Sternum, falsch sei und begründet seine Zweifel folgendermaßen:

1. Bei Aortenstenosen verschwindet der zweite Aortenton. Diese Tatsache wird bekanntlich zur Stellung der Diagnose mit

herangezogen. Es verschwindet aber häufig nicht nur der zweite Aortenton, sondern auch über der Auskultationsstelle der Pulmonalis werden die zweiten Töne nicht mehr gehört, bzw. man kann solche in der Herzschallkurve bei hoher Abstimmung nicht mehr erkennen.

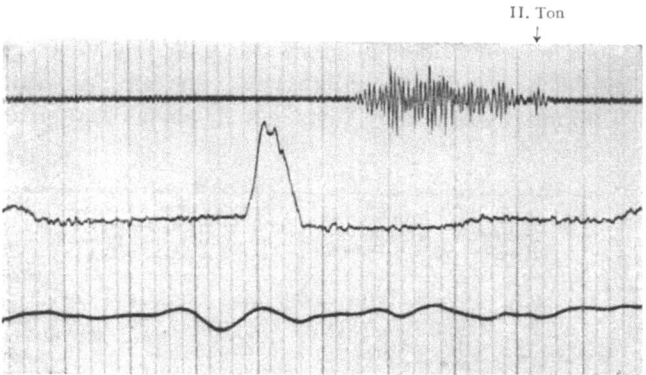

Abb. 19a. Herzschallkurve einer Aortenstenose über der Auskultationsstelle der Aorta geschrieben. Zweiter Ton besteht aus 3 Schwingungen sehr kleiner Amplitude.

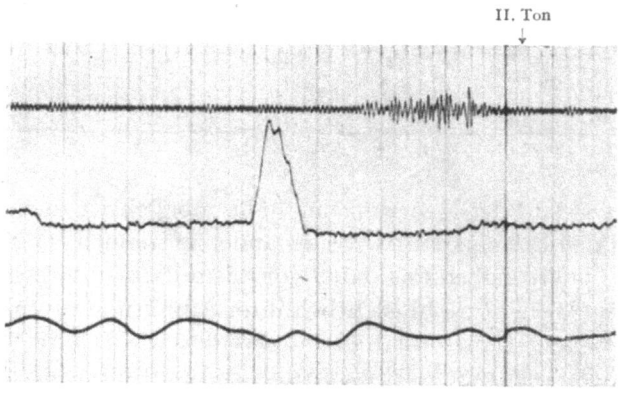

Abb. 19b. Herzschallkurve derselben Aortenstenose über der Auskultationsstelle der Pulmonalis geschrieben. Obgleich derselbe Verstärkungsgrad verwendet wurde, sind die Schwingungen des zweiten Tones fast nicht mehr abzugrenzen.

2. Die Spaltung des zweiten Tones beim Wechsel zwischen In- und Exspiration müßte, wenn immer Aorten- und Pulmonalton gehört werden, bei allen Patienten nachweisbar sein. Da dies aber keineswegs der Fall ist, schließt WEBER, müsse der zweite Pulmonalton für gewöhnlich unhörbar bleiben, und man höre den Schluß der Pulmonalklappen nur, wenn diese durch eine Drucksteigerung im kleinen Kreislauf vermehrte Schallenergie und Töne höherer

Frequenz abgeben. Diese Beobachtungen können wir bestätigen. Auch unter unserem Krankenmaterial von Aortenstenosen finden sich solche, auf deren Schallkurven bei hoher Verstärkerabstimmung sowohl der zweite Ton über der Aorten- als auch über der Pulmonalisauskultationsstelle abgeschwächt oder verschwunden ist.

Bei 224 Patienten haben wir mit der gleichen Verstärkereinstellung vergleichende Herzschallkurven von der Auskultationsstelle der Pulmonalis und der Aorta geschrieben. Dabei hat sich

Tabelle 7.

Alter Jahre	Gesamtzahl der untersuchten Fälle	Vergleich der Amplituden der zweiten Töne links und rechts vom Sternum			Vergleich der Amplituden des Aorten- und Pulmonalanteils an der „Auskultationsstelle der Pulmonalis", Zweiter Interkostalraum links vom Sternum.				
		Größere Amplitude links vom Sternum	Gleich große Amplitude links und rechts vom Sternum	Größere Amplitude rechts vom Sternum	Aortenanteil kleiner als Pulmonalisanteil	Aorten- und Pulmonalanteil gleich groß	Aortenanteil größer als Pulmonalanteil			
							gesamt	3/4	1/2	1/4
0— 5	3	2	1				3		2	1
6—10	7	7					7	1	2	4
11—20	28	16	7	5		4	24	4	10	10
21—40	75	46	15	14		16	59	16	28	15
41—60	65	32	15	18	2	15	48	9	31	8
61—	46	18	8	20		10	36	9	17	10
Summe	224	121	36	57	2	45	177	39	90	38

gezeigt, daß es in der Mehrzahl der Fälle möglich ist, den Aortenanteil und den Pulmonalanteil voneinander zu trennen. (Vgl. hierzu Abb. 8—14.) Wir haben uns dabei vor allem dafür interessiert, wie sich die zweiten Töne hinsichtlich ihrer Amplitude in verschiedenen Lebensaltern verhalten und zweitens wie sich die verschiedenen Anteile bei Druckerhöhungen im großen oder kleinen Kreislauf abgrenzen lassen. Die Tabelle 7 gibt hierüber Auskunft. Im Gegensatz zur Auskultation findet sich natürlich eine Gleichheit der zweiten Töne seltener, da die Amplituden mit dem Stechzirkel verglichen werden können. Nur wenn die Patienten den Atem während der Schreibung nicht angehalten haben, sind abwechselnd die Töne rechts und links vom Sternum größer und kleiner. Dann haben wir die zweiten Töne rechts und links vom Sternum als gleich bezeichnet. Aus der Tabelle ist zu erkennen, daß mit zunehmendem Alter die zweiten Töne in ihrer Gesamtheit allmählich von links nach rechts zunehmend lauter werden. Bei Kindern sind die zweiten Töne, wie klinisch allbekannt, immer links vom Sternum lauter, bei Jugendlichen meistens und beim Erwachsenen und Greis sind die Aortentöne wenigstens in ungefähr der Hälfte der Fälle lauter als die zweiten Töne über der Auskultationsstelle der Pulmonalis. Für die Zunahme der Lautstärke des zweiten Aortentones in den höheren Lebensjahrzehnten spielt natürlich die Hauptrolle die Hypertension, aber es gibt auch andere Gründe, die zu einer Verstärkung der zweiten Töne rechts vom Sternum führen können. Den Einfluß des Aortendruckes auf die Lautheit der zweiten Töne ergibt folgende Zusammenstellung:

Von 29 Hochdruckfällen hatten bei einem systolischen Druck über 200 mm Hg 4 lautere zweite Töne über der Auskultationsstelle der Aorta, 4 gleich laute zweite Töne links und rechts neben dem Sternum und 2 lautere zweite Töne links neben dem Sternum. Bei einem Blutdruck von 180—200 mm Hg hatten 4 lautere Töne über der Aorta, 4 gleich laute über Aorten- und Pulmonalisauskultationsstelle und 3 lautere zweite Töne links vom Sternum. Bei einem Blutdruck zwischen 160 und 180 mm Hg wurden 4mal die zweiten Töne lauter rechts und 4mal lauter links vom Sternum registriert. Zusammengefaßt wurden also bei den untersuchten Hochdruckfällen 12mal lautere zweite Töne rechts des Sternums festgestellt, 8mal gleich laute rechts und links vom Sternum und 9mal lautere links vom Sternum.

Es zeigt sich also schon hier, daß die Amplitude der zweiten Töne keineswegs allein vom Druck in den Arterien abhängt, sondern, daß hier andere Faktoren mitspielen. Als solche können angesehen werden: Zustand der Semilunarklappen, der Arterienwand, vor allem aber die Dicke der Thoraxwand, die Art des Gewebes durch das sich der Schall ausbreiten muß, z. B. Vorlagerung von Lungengewebe beim Emphysem usw.

Ähnlich wie die zweiten Töne als Ganzes verhalten sich natürlich auch die beiden Anteile des zweiten Tones, nämlich der Aorten- und der Pulmonalisanteil. Da der Aortenanteil, wie die Analyse der 224 Kurven ergeben hat, mit 2 Ausnahmen immer der größere auch links vom Sternum ist, bezieht sich das eben Gesagte nur auf den Aortenanteil. Bei den Krankheiten, die eine Erhöhung des Widerstandes im kleinen Kreislauf herbeiführen, also Emphysem, ausgedehnte Lungentuberkulose, Staublunge, Bronchiektasen und Asthma bronchiale, die bei unserem Kurvenmaterial 10mal beobachtet wurden, waren die Herztöne 5mal rechts des Sternums lauter, 1mal rechts und links vom Sternum gleich laut und 4mal links des Sternums lauter. Nach den Regeln der Auskultation hätte man also aus einem betonten zweiten Pulmonalton 4mal auf eine

Druckerhöhung im kleinen Kreislauf schließen können. Analysiert man den Pulmonalisanteil des zweiten Tones, so findet sich 7mal ein Anhalt für eine Druckerhöhung im kleinen Kreislauf; eine solche wurde dann angenommen, wenn der Pulmonalanteil links vom Sternum $^3/_4$ oder mehr der Amplitude des Aortentones hatte. War jedoch der Aortendruck über 170 mm Hg erhöht, so wurde schon eine Druckerhöhung im kleinen Kreislauf angenommen, wenn die Amplitude des Pulmonalisanteils etwas größer als die Hälfte des Aortenanteils war.

Im Gegensatz dazu würde man nach der Auskultation zu häufig einen erhöhten Druck im kleinen Kreislauf bei unseren 51 Mitralstenosen angenommen haben. Hier fand sich ein lauterer zweiter Ton links des Sternums in 33 Fällen, gleich laute zweite Töne in 8 Fällen und lautere zweite Töne rechts des Sternums in 10 Fällen. Eine Druckerhöhung im kleinen Kreislauf, nach den geschilderten Richtlinien bestimmt, wurde 24mal, keine Druckerhöhung 27mal festgestellt. Dabei überwogen die dekompensierten Mitralstenosen deutlich über die kompensierten.

Nach den angeführten Zahlen könnte man vermuten, daß mit der angegebenen Methode ein exakter Weg gefunden wäre, den Druck in der A. pulmonalis unblutig und leicht zu bestimmen. Leider ist dieses jedoch nicht der Fall. Die Unterscheidung des Pulmonalisanteiles vom Aortenteil ist in manchen Kurven doch recht schwierig, außerdem geht, wie sich ja aus den oben gemachten Ausführungen schon ergibt, der Druck in der Pulmonalarterie und die Lautheit des Pulmonalisanteils keineswegs in allen Fällen parallel. Die Fehler sind etwa gleich große wie wir sie bei der Abhängigkeit der Größe des Aortenanteils vom Druck in der Aorta fanden. Es scheint auch so zu sein, daß die Lage des Herzens im Thorax, vor allen Dingen wohl eine Rotation um die Längsachse, einen nicht zu unterschätzenden Einfluß auf die Lautheit der zweiten Töne hat. Damit kommen als weitere Faktoren für das Verhalten der beiden Anteile des zweiten Tones der Zwerchfellstand, Hypertrophie der rechten und linken Kammer, Verziehungen des Herzens durch Narben usw. ins Spiel. Hierüber können nur vergleichende topographisch-anatomische Untersuchungen Klarheit bringen. Bei der Vielheit teils sich aufhebender, teils sich addierender Faktoren, die das Verhalten der zweiten Töne bestimmen, kann es nicht wundernehmen, daß manchmal ein widersprechendes Verhalten der

Grenzen der Herzauskultation.

zweiten Töne bzw. ihrer Anteile im klinischen Bild beobachtet wird. Obwohl nicht häufig, mindert dies den Wert der Methode. Wenn auch die Bedeutung für eine direkte Bestimmung des Druckes im kleinen Kreislauf gering ist, so hat die Untersuchung

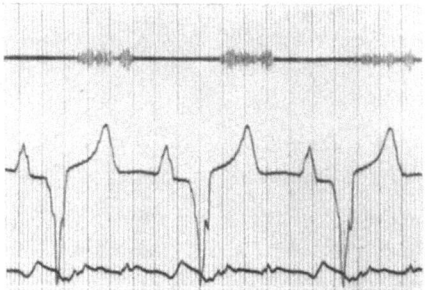

Abb. 20a. Herzschallkurve eines Patienten mit FALLOTscher Tetralogie. Zweiter Interkostalraum rechts, Papiergeschwindigkeit 40 mm/sec. Spindelförmiges Austreibungsgeräusch. Erster Ton kleine Amplitude, zweiter Ton große Amplitude.

der zweiten Töne nach den geschilderten Verfahren doch einen praktischen Wert, und zwar vor allem auf dem Gebiet der Diagnostik der angeborenen Pulmonalstenose. Das Verhalten der zweiten

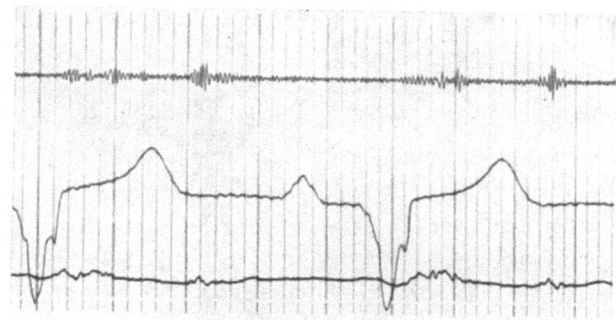

Abb. 20b. Herzschallkurve desselben Patienten. Zweiter Interkostalraum links. Papiergeschwindigkeit 100 mm/sec. Zweiter Herzton hat dieselbe oder sogar etwas größere Amplitude, Pulmonalanteil kleiner als $1/4$ des Aortenanteils.

Töne bei der Aortenstenose spricht dafür, daß der zweite Aortenton gewöhnlich auch links vom Sternum mit gehört wird. Wie verhalten sich aber nun die zweiten Töne bei der Pulmonalstenose? Die bisher gültige Meinung war, daß der zweite Pulmonalton an der üblichen Stelle behorcht, bei der Pulmonalstenose abgeschwächt oder unhörbar sei (EDENS, ROMBERG, HOCHREIN, R. ASH, WHITE). Das würde darauf hinweisen, daß man auch gewöhnlich den zweiten

Pulmonalton allein links vom Sternum hört. Einige Autoren weisen aber darauf hin, daß dieses auskultatorische Verhalten doch nicht ausnahmslos gefunden wird (ASSMANN u. a.). H. RÖSSLER

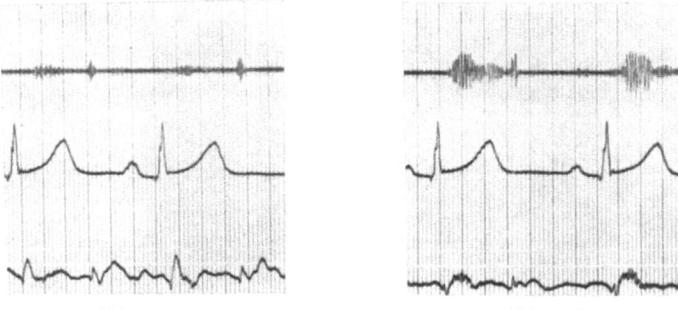

Abb. 21 a. Abb. 21 b.

Abb. 21a. Herzschallkurve eines Patienten mit angeborener Pulmonalstenose. Im zweiten Interkostalraum geschrieben. Spindelförmiges Austreibungsgeräusch, erster Ton hat kleine Amplitude, zweiter Ton große Amplitude.

Abb. 21b. Herzschallkurve derselben Patientin im zweiten Interkostalraum links, mit 40 mm Papiergeschwindigkeit geschrieben. Zweiter Ton hat größere Amplitude als rechts vom Sternum. Auch bei der Auskultation imponierte der zweite Ton über der Auskultationsstelle der Pulmonalis lauter als über der der Aorta.

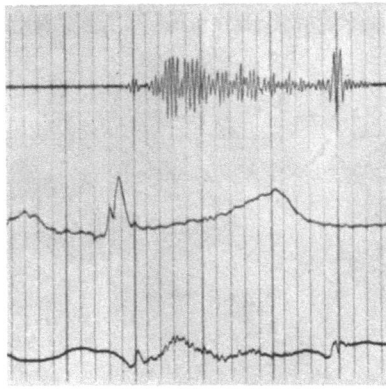

Abb. 21c. Herzschallkurve von derselben Stelle wie Abb. 21b, mit 100 mm Papiergeschwindigkeit. Man erkennt, daß es sich um einen gut hörbaren Aortenton handelt. Während der Pulmonalanteil nur Schwingungen sehr kleiner Amplitude aufweist.

berichtet über einen autoptisch bestätigten Fall von ROKITANSKY-FALLOTscher Tetralogie, bei dem P_2 betont war. Zu den Veränderungen beim FALLOTschen Syndrom gehört bekanntlich eine meist schwere Pulmonalstenose. Für dieses akustische Verhalten findet der Autor keine Erklärung. Im Nachtrag derselben Arbeit berichtet er über zwei weitere Fälle, die denselben merkwürdigen Auskultationsbefund aufweisen.

Grenzen der Herzauskultation. 39

In unserer Klinik konnte ebenfalls ein Patient mit FALLOTscher Tetralogie beobachtet werden, bei dem die Diagnose Pulmonalstenose, für die sonst alle Zeichen sprachen, bezweifelt wurde, weil der zweite Pulmonalton betont war. Die Herzschallkurve (Abb. 20a und b) ließ erkennen, daß der laute Ton im zweiten Interkostalraum links durch große Aortenschwingungen bedingt ist, während der Pulmonalanteil kleine Amplituden aufweist. Die Sektion (Dozent Dr. DOERR) bestätigte dann auch die Diagnose Pulmonalstenose bei FALLOTscher Tetralogie.

Zwei weitere Patienten mit angeborener Pulmonalstenose konnte ich durch die Liebenswürdigkeit von Prof. OPITZ, Leiter der Universitäts-Kinderklinik, Heidelberg, untersuchen. Auch bei diesen fanden sich einmal ein lauter zweiter Ton über dem zweiten Interkostalraum links, einmal gleich laute Basistöne. Beide Male mit einem Pulmonalanteil kleinerer Amplitude.

Im Hinblick auf die in Amerika immer mehr in Aufnahme kommende chirurgische Behandlung der angeborenen Vitien (A. BLALOK) ist der Beitrag zur Differentialdiagnose durch die hier gegebene Klärung der Auskultationsbefunde sicher nicht bedeutungslos.

Zusammenfassend darf also festgestellt werden: Man hört über der Auskultationsstelle der Aorta meistens nur den Schluß der Aortenklappe. Über der Auskultationsstelle der Pulmonalis, also links vom Sternum, wird nie nur der Schluß der Pulmonalisklappen, sondern entweder nur der **Schluß der Aortenklappe oder der Schluß der Aortenklappe zusammen mit dem** Schluß der Pulmonalklappe gehört. **Ein betonter zweiter Pulmonalton berechtigt also nicht ohne weiteres, auf eine Druckerhöhung im kleinen Kreislauf zu schließen. Die Betonung des zweiten Pulmonaltones kann aus den folgenden 2 Ursachen zustande kommen:**

1. **Bei Druckerhöhung im kleinen Kreislauf** wird die vermehrte Amplitude und Frequenz des Pulmonaltones zum Aortenton hinzukommen, in den meisten Fällen wird dadurch der zweite Ton verlängert. Diese Verlängerung wird von unserem Gehör als Verstärkung wahrgenommen. In diesem Fall ist der Schluß von einem betonten zweiten Pulmonalton auf eine Druckerhöhung im kleinen Kreislauf richtig.

2. **Der Aortenton kann über der Auskultationsstelle der Pulmonalis besser gehört werden** als über der Auskultationsstelle

der Aorta, mit anderen Worten links vom Sternum besser als rechts vom Sternum. Mit einer Druckerhöhung im kleinen Kreislauf hat diese Erscheinung nichts zu tun. Sie wird beobachtet bei Jugendlichen, besonders bei Kindern, bei denen nach der bisherigen Meinung ein betonter Pulmonalton physiologisch ist. Diese Auffassung ist nicht richtig. Es handelt sich um bessere Hörbarkeit des zweiten Aortentones links vom Sternum. Der Pulmonalisanteil ist im Herzschallbild bei Kindern über der Auskultationsstelle der Pulmonalis in vielen Fällen deutlich zu erkennen und von geringer Amplitude. Diese Erscheinung tritt aber nun nicht nur bei Jugendlichen auf, sondern dieselbe Beobachtung kann man auch häufig bei Patienten mittleren Alters, vereinzelt sogar auch bei Patienten jenseits des 80. Lebensjahres machen.

Bei Druckerhöhung im kleinen Kreislauf wird manchmal die Frequenz der Pulmonalanteiles des zweiten Tones gleich der des Aortenanteiles. Dann wird die Unterscheidung schwierig, ja unmöglich. Es wäre verfehlt, aus dieser Tatsache auf einen gleichen Druck in der A. pulmonalis der Aorta zu schließen. Die Eigenfrequenz der A. pulmonalis ist wegen ihrer geringen Länge, ihrer dünnen Wandbeschaffenheit, sowie dadurch, daß sie sich frühzeitig teilt, sicher höher als diejenige der Aorta. Ein niedriger Druck wird also schon Schwingungen gleicher Frequenz, wie in der Aorta der höhere erzeugen können. Die Druckmessung mit Hilfe der Herzkatheterisierung hat die alte Lehre, die aus Tierversuchen gewonnen wurde, daß der Aortendruck etwa 5mal so hoch ist wie der Pulmonaldruck, bestätigt. Pathologisch kann der Druck in der A. pulmonalis bis auf 100 mm Hg ansteigen. Er kann also dann fast die Höhe des Aortendruckes erreichen. Theoretisch müßte es also möglich sein, daß der Pulmonalisanteil sogar höhere Frequenzen hat als der Aortenanteil. Beobachtet wurde dieses Verhalten bisher nie.

5. Zusammenfassung und Schluß.

Unsere bisherigen Untersuchungen haben gezeigt, daß die Auskultation des Herzens in mancher Beziehung noch von zum Teil nicht richtigen, zum Teil nicht gesicherten Voraussetzungen ausgeht.

1. Die Unterscheidung von systolischen und diastolischen bzw. präsystolischen Geräuschen ist im Durchschnitt nur möglich, wenn diese Geräusche mindestens 0,1 sec vor oder nach den Tönen beginnen oder enden. Nur wenige Begabte können bis zu einer

zeitlichen Differenz von 0,06 sec die zeitliche Einordnung richtig vornehmen.

2. Es ergab sich ferner, daß mit einem einfachen musikalischen Test die Begabung zum Auskultieren leicht und sicher festgestellt werden kann.

3. Durch die vergleichende Palpation des zentralen Pulses kann keine entscheidende Verbesserung der zeitlichen Einordnung von Herzgeräuschen erwartet werden.

4. Die Klärung der Entstehungsursache des Mitralöffnungstones als Anspannungston des Mitralsegels bei der beginnenden Kammerfüllung erlaubt Rückschlüsse vom auskultatorischen Verhalten der Mitralstenose auf Art und Ausdehnung der pathologisch-anatomischen Veränderungen an den Klappen und eröffnet Aussichten auf eine operative Therapie eines Teiles der Mitralstenosen.

5. Die Bedeutung des Unterscheidungsvermögens für Intensitäten und Intervalle wird untersucht.

6. Durch die Schallschreibung der zweiten Töne mit hoher Papiergeschwindigkeit können Aorten- und Pulmonalisanteil getrennt werden. Es ergeben sich hieraus Hinweise auf den Druck im kleinen Kreislauf. Durch die Auskultation kann dagegen ein Druckanstieg im kleinen Kreislauf von einem besseren Hörbarwerden des Aortentones links vom Sternum nicht unterschieden werden.

7. Durch die Analyse der beiden Anteile des zweiten Tones wird die Diagnostik der angeborenen Pulmonalstenose verfeinert.

Es hat sich also gezeigt, daß die Herzschallschreibung geeignet ist, die mangelnden Fähigkeiten unseres Ohres in glücklicher Weise zu ergänzen. Hinzu kommt noch, daß, worauf im Rahmen dieser Arbeit gar nicht eingegangen wurde, die niederfrequenten Schwingungen des Vorhoftones und des dritten Herztones beim Auskultieren nur schlecht wahrgenommen werden. Klinisch haben aber diese Schwingungen große Bedeutung, weil sie in Form der verschiedenen Galopprhythmen häufig ein beginnendes Versagen des linken Herzens anzeigen. Die Herzschallschreibung hat also zur frühzeitigen Erkennung dieser Zustände eine große Bedeutung.

Die genaue Abgrenzung der Leistungsfähigkeit der Auskultation ist Voraussetzung für eine richtige Bewertung der mit dieser Methode erhobenen Befunde. Darüber hinaus erlaubt sie uns aber, die Stellen aufzufinden, an denen durch Einsatz technischer Hilfsmittel aus den akustischen Erscheinungen weitergehende Schlüsse auf die Funktion des zentralen Kreislauforganes gezogen werden können.

Die vorgelegten Untersuchungen wurden vor etwas mehr als 5 Jahren auf der Inneren Abteilung des Stadt- und Kreiskrankenhauses Quedlinburg, Chefarzt Dr. H. SPENCKER, begonnen und an der Medizinischen Universitäts-Poliklinik Heidelberg, fortgesetzt. Allen Mitarbeitern sei hier nochmals gedankt: W. RAULE für Bau der Versuchsapparaturen, W. FORTNER für Entwicklung des musikalischen Testes, C. ALTMANN, Anatomisches Institut der Universität Heidelberg, für das Photographieren der Herzen und E. LISCHKE Universitäts-Ohrenklinik Heidelberg, für Durchführung der Hörprüfung.

Literatur.

ASH, R.: Incardiovasculär desease, herausgeg. von STROUD. Philadelphia 1946. — AUTRUM, H.: Naturw. 30, 69 (1942). — Biol. Zbl. 63, 209 (1943). — BASS, E.: Verh. dtsch. Ges. inn. Med. 1929, 364. — BASS u. G. ROSSNER: Z. exper. Med. 68, 673 (1929). — BATTRO u. BRAUN-MENENDÉZ Rev. argent. Card. 4, 37 (1937). — BITTORF: Dtsch. Arch. klin. Med. 81, 65 (1904). — BITTORF u. TRENDELENBURG: Z. Kreisl.forsch. 19, 681 (1927). — BLALOK, A.: J. internat. Chir. (Belg.) 7, 159 (1947). — BLUMBERGER, KJ.: Erg. inn. Med. 62, 424 (1943). — Klin. Wschr. 1943, 85. — BÖHME, W.: Klin. Wschr. 1935 I, 614; 1936 II, 1631. — BONDI: Wien. klin. Wschr. 1928, Nr 24. — Wien. Arch. inn. Med. 18. 13 (1929); 25, 245 (1934). — BÜRCK, W., P. KOTOWSKI u. H. LICHTE: Ann. Physik 25, 433 (1936). — CUTLER, LEWIN and BECK: Arch. Surg. (Am.) 9, Nr 3 (1924). — EDENS, E.: Die Krankheiten des Herzens und der Gefäße. Berlin 1929. — Klin. Wschr. 1939 I, 405. — EVANS, W.: Brit. Heart. 9, 1 (1947). — FREY, K.: Die Chirurgie des Herzens. Stuttgart: Ferdinand Encke 1939. — FREY, W. u. C. FROMM: Z. Kreisl.-forsch. 21, 545 (1929). — GILDEMELSTER, M.: BETHE-BERGMANNs Handbuch, Bd. 11. — GROEDEL, F. M.: Verh. dtsch. Ges. inn. Med. 1929, 372. — GUTTMANN: Virchows Arch. 46, 105 (1869). — HARTERT: Klin. Wschr. 1946, 33. — HELMHOLTZ, H.: Die Lehre von den Tonempfindungen als Physiol. Grundlage für die Theorie der Musik. Braunschweig 1863. — HERKEL u. G. ZUR: Klin. Med. 137, 144 (1940). — HESS, O.: Erg. inn. Med. 14, 461 (1915). — HESS, W. R.: Dtsch Arch. klin. Med. 132, 69 (1920). — HOCHREIN, M.: Dtsch. Arch. klin. Med. 154, 131 (1927); 155, 104 (1927). — Herzkrankheiten, 2. Aufl. Dresden u. Leipzig 1932. — HOLLDACK, K.: Z. ärztl. Forsch. 1948. — HOLZER, W. u. K. POLZER: Schweiz. med. Wschr. 1947, 921. — HORNBOSTEL: In BETHE-BERGMANNs Handbuch, Normale pathologische Physiologie, Bd. 11. — HUECK, W.: Morphologische Pathologie. Leipzig 1937. — JAGIC v.: Handbuch der allgemeinen Pathologie, Diagnostik und Therapie der Herz- und Gefäßerkrankungen. Leipzig u. Wien 1921. — JEANS, J.: Die Musik und ihre physikalischen Grundlagen. Stuttgart u. Berlin 1938. — KREHL, L.: Dtsch. Arch. klin. Med. 46, 454. — Entstehung, Erkennung und Behandlung innerer Krankheiten. Leipzig 1930/31. — KUCHARSKI: Recherches sur L'excitabilité auditive en fonction du temps. Thèse Paris, 1928. — LANDIOS-ROSEMANN: Lehrbuch der Physiologie. Berlin u. Wien 1932. — LANDES, G.: Dtsch. Arch. klin. Med. 186, 288 (1940). — Klin. Wschr. 1941, 902. — Z. techn. Physik 192, 19 (1941). — LAUBRY, CH.: Bull. Acad. Méd., Par. 443 (1947). — LEPESCHKIN: Klin. Wschr. 1943, 685. — LEWIS: Heart 4, 24, 45 (1913). — LEWIS, J. K. and W. DOCK: J. amer. med. Assoc. 22 (1938). —

MARTINI, P.: Die unmittelbare Krankenuntersuchung. München 1927. — NONNENBRUCH: Dtsch. Arch. klin. Med. 148, 46, 121 (1925). — NYLIN, G. and G. BIORCK: Brit. Heart J. 1946, 5, 31. — ORIAS u. BRAUN-MENENDÉZ: Erg. Physiol. 43, 57 (1940). — OHM, R.: Klin. Wschr. 1921, 600. — PIERACH: Klin. Wschr. 1930, Nr 14. — RÖSSLER, H.: Z. klin. Med. 119, 527 (1932). — Wien. Arch. inn. Med. 15, 507 (1928). — ROKITANSKY: Die Defekte der Scheidewände des Herzens. Wien 1877. — ROMBERG, E.: Lehrbuch der Herzkrankheiten, 5. Aufl., S. 323. 1925. — RYTAND, D. A.: Amer. Heart J. 15, 579 (1946). — SARRE, H. u. I. MEILINGER: Dtsch. Arch. klin. Med. 188, 258 (1941). — SCHELLONG, F.: Klin. Wschr. 1929 II, 2042. — SCHERLIS, S.: Amer. Heart J. 9, 1 (1947). — SCHÜTZ, E.: Z. exper. Med. 77, 348 (1931). — Erg. Physiol. 33, 632 (1934); 35, 632 (1933). — SIEBERT, W.: Der Perkussionskurs. Leipzig 1947. — STRAUB, H.: Verh. dtsch. Ges. inn. Med. 1929, 277. — TRENDELENBURG, F.: Wiss. Veröff. Siemens-Konzerns 5, 175 (1927). — WEBER, A.: Elektrokardiographie, 2. Aufl. Berlin 1937. — Herzschallregistrierung, Bd. 8. Dresden u. Leipzig: Kreislaufbücherei 1944. WEISS, O. u. G. JOACHIM: Z. klin. Med. 73, 243 (1911). — WEITZ, W.: Erg. inn. Med. 22, 402 (1922). — WHITE: Heart 1946. — WOLFFERTH, E. u. MARGOLIES: Herzschallkapitel in Heart desease, herausgeg. von Stroud, Philadelphia 1946.

5. K. Kramer und K. E. Schäfer. Der Einfluß des Adrenalins auf den Ruheumsatz des Skeletmuskels. DMark 2.30.
6. Beiträge zur Geologie und Paläontologie des Tertiärs und des Diluviums in der Umgebung von Heidelberg. Heft 2: E. Becksmann und W. Richter. Die ehemalige Neckarschlinge am Ohrsberg bei Eberbach in der oberpliozänen Entwicklung des südlichen Odenwaldes. (Mit Beiträgen von A. Strigel, E. Hofmann und E. Oberdorfer.) DMark 3.40.
7. Studien im Gneisgebirge des Schwarzwaldes. XI. O. H. Erdmannsdörffer. Die Rolle der Anatexis. DMark 3.20.
8. Beiträge zur Geologie und Paläontologie des Tertiärs und des Diluviums in der Umgebung von Heidelberg. Heft 4: F. Heller. Neue Säugetierfunde aus den altdiluvialen Sanden von Mauer a. d. Elsenz. DMark 0.90.
9. K. Freudenberg und H. Molter. Über die gruppenspezifische Substanz A aus Harn (4. Mitteilung über die Blutgruppe A des Menschen). DMark 0.70.
10. I. von Hattingberg. Sensibilitätsuntersuchungen an Kranken mit Schwellenverfahren. DMark 4.40.

Jahrgang 1940.

1. F. Eichholtz und W. Sertel. Weitere Untersuchungen zur Chemie und Pharmakologie der Heidelberger Radiumsole. DMark 2.20.
2. H. Maass. Über Gruppen von hyperabelschen Transformationen. DMark 1.20.
3. K. Freudenberg, H. Walch, H. Grieshaber und A. Scheffer. Über die gruppenspezifische Substanz A (5. Mitteilung über die Blutgruppe A des Menschen). DMark 0.60.
4. W. Soergel. Zur biologischen Beurteilung diluvialer Säugetierfaunen. DMark 1.—.
5. Annulliert.
6. M. Steck. Ein unbekannter Brief von Gottlob Frege über Hilbert's erste Vorlesung über die Grundlagen der Geometrie. DMark 0.60.
7. C. Oehme. Der Energiehaushalt unter Einwirkung von Aminosäuren bei verschiedener Ernährung. I. Der Einfluß des Glykokolls bei Hund und Ratte. DMark 5.60.
8. A. Seybold. Zur Physiologie des Chlorophylls. DMark 0.60.
9. K. Freudenberg, H. Molter und H. Walch. Über die gruppenspezifische Substanz A (6. Mitteilung über die Blutgruppe A des Menschen). DMark 0.60.
10. Th. Ploetz. Beiträge zur Kenntnis des Baues der verholzten Faser. DMark 2.—.

Jahrgang 1941.

1. Beiträge zur Petrographie des Odenwaldes. I. O. H. Erdmannsdörffer. Schollen und Mischgesteine im Schriesheimer Granit. DMark 1.—.
2. M. Steck. Unbekannte Briefe Frege's über die Grundlagen der Geometrie und Antwortbrief Hilbert's an Frege. DMark 1.—.
3. Studien im Gneisgebirge des Schwarzwaldes. XII. W. Kleber. Über das Amphibolitvorkommen vom Bannstein bei Haslach im Kinzigtal. DMark 1.60.
4. W. Soergel. Der Klimacharakter der als nordisch geltenden Säugetiere des Eiszeitalters. DMark 1.40.

Jahrgang 1942.

1. E. Gotschlich. Hygiene in der modernen Türkei. DMark 0.60.
2. Studien im Gneisgebirge des Schwarzwaldes. XIII. O. H. Erdmannsdörffer. Über Granitstrukturen. DMark 1.60.
3. J. D. Achelis. Die Überwindung der Alchemie in der paracelsischen Medizin. DMark 1.40.
4. A. Benninghoff. Die biologische Feldtheorie. DMark 1.—.

Jahrgang 1943.

1. A. Becker. Zur Bewertung inkonstanter α-Strahlenquellen. DMark 1.—.
2. W. Blaschke. Nicht-Euklidische Mechanik. DMark 0.80.

Jahrgang 1944.

1. C. Oehme. Über Altern und Tod. DMark 1.—.

1945, 1946 und 1947 sind keine Sitzungsberichte erschienen.

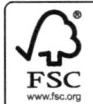

MIX
Papier aus verantwortungsvollen Quellen
Paper from responsible sources
FSC® C105338

If you have any concerns about our products,
you can contact us on
ProductSafety@springernature.com

In case Publisher is established outside the EU,
the EU authorized representative is:
**Springer Nature Customer Service Center GmbH
Europaplatz 3, 69115 Heidelberg, Germany**

Printed by Libri Plureos GmbH
in Hamburg, Germany